PRODUCTOS DEL MAR

MUY SALUDABLES

© Adolfo Pérez Agustí (2014-2022)

PRODUCTOS DEL MAR

MUY SALUDABLES

Madrid (Spain)

 edicionesmasters@gmail.com

PRODUCTOS DEL MAR

Objetivos de este tema

En este libro se analizarán aquellos completos de la dieta procedentes del mar, que constituyen una reserva nutritiva y terapéutica sumamente importante. Incorporados a nuestra alimentación en sustitución de la carne, a la que superan en nutrientes y propiedades saludables, algunos de sus productos se pueden adquirir en forma de pastillas.

CAPÍTULO 1

1. EL MAR

El mar es el nombre genérico que define todas las aguas de los océanos y mares que cubren una gran parte de la superficie de la Tierra, básicamente de agua salada, aunque también se emplea para masas de agua dulce tierra adentro, como el mar de Galilea.

Los océanos de agua salada cubren unas tres cuartas partes de la superficie de la Tierra y la profundidad media es poco menor de 4.000 m. Cerca de tierra firme, el fondo marino se suele encontrar a poca profundidad, menos de 200 m, con pendientes suaves que emergen formando bancos costeros o islas. Estas zonas son las elegidas para la pesca, el ocio y la expulsión de las basuras, aunque la gran contaminación que genera obliga a buscar peces en aguas más profundas y lejanas.

La vida marina está constituida básicamente por las plantas y animales marinos, desde los que habitan en la línea de pleamar a lo largo de la costa, hasta los que viven en las profundidades.

Los que habitan en el margen delimitado por las líneas de pleamar y bajamar tienen que adaptarse a un medio inhóspito impuesto por las subidas y bajadas de las mareas, además de los bruscos cambios de temperatura y el efecto de los vientos. Los que viven en las profundidades poseen características diferentes y entre ellos encontramos bentos (algas Kelp y animales como las ofiuras); necton, como los peces y las ballenas; y el plancton (fito y zoo), formado por diversos organismos diminutos o microscópicos que se mueven con las corrientes.

2. LAS ALGAS

Las algas, son un grupo de organismos como las plantas, pero estructuralmente simples, que producen oxígeno al realizar el proceso de la fotosíntesis.

En la posición más elevada de las rocas se encuentra una costra de algas **verde-azuladas**, un punto de transición entre el medio ambiente terrestre y marino que solamente se ve inundado durante las mareas. Estas algas están protegidas por una cubierta gelatinosa para combatir la desecación, mientras que por debajo de la zona blanca, y en algunos otros lugares, aparecen las algas marinas, elementos que carecen de raíces y se agarran a las rocas mediante una especie de zarcillos.

Las algas **pardas** alcanzan más de 2,5 m de longitud, siendo las más comunes las que poseen vesículas flotadoras, como fucales, con numerosas protuberancias en el talo que les permiten flotar. En la zona inferior, sólo al descubierto durante las mareas vivas, se encuentran las algas Kelp y Laminarias.

Características organolépticas

Abundan más que los vegetales terrestres, no requieren cuidados, ni siembra, ni condiciones especiales, y a pesar de que son ricas en sustancias nutritivas apenas son utilizadas para el consumo humano. Se diría que nos gusta más comer aquello que es complejo de elaborar, que se encuentra en pequeña cantidad y que solamente es privilegio de algunos.

Las algas marinas solamente tienen en su contra la sal presente en el agua donde habitan, pero una vez eliminada todo es cuestión de encontrar la manera adecuada de cocinarlas y hacerlas apetitosas.

Quienes dicen que no son agradables al paladar deberían recordar el sabor de la carne cruda, de los guisantes sin cocinar, del café sin azúcar o de las setas comidas in situ. Muchos de los alimentos que comemos solamente son agradables al paladar cuando los sometemos a algún proceso culinario; las algas, por tanto, no son una excepción y requieren un tratamiento adecuado.

> Todavía no existe una larga tradición culinaria sobre las algas como poseen el resto de los alimentos y apenas existen recetas que nos aconsejen cómo cocinarlas.

Algunos pueblos costeros cocinan adecuadamente las algas desde tiempos ancestrales, y debemos recordar en este sentido al Japón, país que ha conseguido que se consuman ya de manera cotidiana en la mayor parte del mundo, aunque solamente como plato exótico o condimento saborizante. En otras regiones mediterráneas, Tarragona o Menorca, se suelen preparar algunos platos a base de algas, como la Letuza, que parece que tienen alguna aceptación popular, lo mismo que ocurre en Alemania con la variedad Algenbrot.

El día que nuestros comerciantes empiecen a darse cuenta del tesoro alimentario que

tenemos en nuestras costas atlántica y cantábrica en forma de algas, todos saldremos beneficiados.

El mayor inconveniente que existe a la hora de realizar un consumo masivo de algas no está, sin embargo, en su diferente sabor, ni en la falta de ideas culinarias, sino en su misma procedencia, el mar.

Mientras que las plantaciones terrestres están regadas con agua potable (o de lluvia en las regiones privilegiadas), las algas se desarrollan en un medio en el cual se vierten todos los residuos humanos de los cinco continentes.

Esto puede hacernos pensar que el mar no es el mejor medio como suministrador de alimentos, pero si tenemos en cuenta que llevamos comiendo pescados sin problemas desde hace miles de años y que utilizamos masivamente otros productos marinos como la sal, los moluscos y crustáceos, deberemos pensar que el hecho de que existan algunas zonas marinas contaminadas no excluye a las algas como alimento de especial interés.

Además, teniendo en cuenta la capacidad regeneradora del agua marina, en parte por su alto contenido en sal, muy superior a las tierras de cultivo, no será pues la posible contaminación de las aguas un motivo que nos haga rechazarlas.

La experiencia investigadora nos dice que mientras que los pescados acumulan en sus hígados y vísceras los elementos contaminantes (recuerden el mercurio), las algas no se nutren igual, lo hacen por fijación directa, y, por tanto, no pueden almacenar residuos ni siquiera de otros seres, ya que no digieren ningún habitante marino.

Otra virtud nada desdeñable de las algas es que poseen normalmente propiedades **antibacterianas** muy importantes y por ello se las consideran como un elemento vital para conservar la salubridad del mar.

Mientras existan algas en abundancia la contaminación se podrá controlar, incluso aquella procedente de metales pesados o de petróleo, ya que las algas poseen una notable acción sobre los metales, nicotina y sustancias radiactivas a través de sus polisacáridos.

Composición global

Aunque cada tipo de alga comestible difiere de las demás, debemos recordar que al igual que los vegetales terrestres las algas tienen forzosamente características comunes en cuanto a su composición nutritiva, e incluso en cuanto a su sabor.

Estos vegetales marinos tienen esencialmente un contenido en fibras y mucilagos muy alto, el cual no es absorbible por el ser humano pero que facilita el tránsito intestinal y los movimientos peristálticos, quizá de manera más adecuada que el salvado, elemento demasiado seco que necesita el agua interna para hincharse.

Las algas son muy ricas en calcio, yodo, clorofila y aminoácidos esenciales, nutrientes éstos de gran valor, además de constituir la mejor fuente natural de vitamina B-12, apenas presente en los vegetales terrestres.

3. PRINCIPALES ALGAS

3.1. ALGA AGAR-AGAR

Comercializada como un gel coloidal formado por hidratos de carbono, proviene de las paredes celulares de varias especies de algas rojas del género Gelidium. Se utiliza en la preparación de dulces, cremas y lociones, así como en las conservas de pescado y carne. También la encontramos en la elaboración de los helados, postres congelados, y en la fabricación del vino y la cerveza.

En los laboratorios farmacéuticos el alga agar-agar es un excelente medio de cultivo de bacterias, ya que no se disuelve por el efecto de las sales, ni se consume por la acción de la mayoría de los microorganismos.

El agar-agar se extrae de las algas marinas haciéndolas hervir, pasando luego a un proceso de enfriamiento y secado, solidificándose para formar las conocidas escamas blanquecinas y transparentes.

Culinariamente la encontramos en la comida oriental, inicialmente mezclada con otras algas, aunque ahora su componente esencial son las galactomananas.

Es una especie de poco sabor y por ello es de las más apreciadas, ya que puede ser empleada como una gelatina de mar y dar así un toque diferente a las ensaladas y salsas.

Composición

Su sabor tan suave no le quita mérito como nutriente, ya que posee la siguiente composición:

Humedad: 21,2%

Proteínas: entre un 1,0 a un 2,3%

Grasas: inapreciables.

Humedad: 21,2%

Fibra: 74,2%

Calcio: 400 mg.

Hierro: 5,0%

Fósforo: 8,0%

Valor energético: 4 KCal/100 gr.

El agar-agar se puede comer en crudo en ensalada, previamente remojado en agua durante 30 minutos y escurrido.

Es un tratamiento tradicional complementario en dietas contra la *obesidad*, no aporta apenas calorías, produce una gran sensación de saciedad, mejora el *estreñimiento*, tiene un buen efecto reconstituyente y antirraquítico y favorece la asimilación de los alimentos.

En el mercado la podemos encontrar presentada en finas hebras secas o pulverizada para añadir directamente a los alimentos líquidos.

También son frecuentes las presentaciones en comprimidos, bien sea mezcladas con otras especies o simplemente como excipiente acalórico de otras sustancias.

3.2. ALGA AZUL-VERDE

Las algas verde-azuladas o cianofitas, se denominan también cianobacterias porque, como éstas, carecen de membrana nuclear. Sin embargo, el hecho de que las cianofitas liberen oxígeno realizando una fotosíntesis similar a la de las plantas superiores, apoya su clasificación como algas.

Esta alga crece en abundancia en la zona alta del lago Klamath, al sur de Oregón, y se empieza a considerar como uno de los nutrientes más completos de la naturaleza.

Para su desarrollo necesita un clima exento totalmente de contaminación, un agua rica en materiales volcánicos y mucho sol, circunstancias estas que solamente concurren en muy pocos lugares del mundo.

Este invernadero natural, situado a gran altura sobre el nivel del mar, permite el desarrollo de especies, entre ellas esta alga, que son únicas en el mundo.

De nombre latino Aphanizomenon Flosaquae (AFA), contiene proteínas de gran valor biológico con los ocho **aminoácidos esenciales**, siendo el 75% de sus proteínas totalmente asimilables, o lo que es igual, de gran Utilidad Neta.

Su membrana celular es muy blanda, por tanto, fácil de digerir sin masticar y sus nutrientes muy fáciles de digerir. Aunque tiene gran similitud con la **espirulina,** la supera en clorofila (contiene 30 mg por gramo) y contiene siete veces más de vitamina B-12.

Composición

Por cada gramo de alga existen:

Calorías: 600

Proteínas: 220 mg.

Carbohidratos: 50 mg.

Grasas: 50 mg.

Sodio: 5 mg.

Hierro: 840 mcg.

Magnesio: 2 mg.

Iodo: 0,5 mcg.

Clorofila: 30 mg.

Calcio: 14 mg.

Cobre: 12 mcg.

Manganeso: 40 mcg.

Y, además: Potasio, selenio, zinc, vanadio, silicio, molibdeno, níquel.

En cuanto a vitaminas:

B-1: 38 mcg.

B-2: 57 mcg.

B-6: 13 mcg.

B-12: 6 mcg.

Ácido fólico: 1 mcg.

Ácido pantoténico: 6 mcg.

Biotina: 0,3 mcg.

Vitamina C: 6 mg.

Y, además: Beta caroteno, niacina, colina y vitamina E.

Propiedades

Se asimilan al menos un 95% de sus nutrientes y componentes.

Membrana celular blanda; no necesita ninguna modificación comercial.

A igualdad de peso, es el alimento que más cantidad de proteínas contiene (60%), con una Utilidad Neta del 75%.

Se considera la fuente vegetal más rica en vitamina B-12.

Su riqueza en clorofila es superior incluso a las especies vegetales.

Contiene diversos tipos de enzimas los cuales se mantienen activos en el proceso de envasado.

Aplicaciones

Enfermedades carenciales.

Vejez prematura.

Cuando se requieran dosis continuadas de antioxidantes.

Como aporte natural de vitamina A en alteraciones de la piel y la visión.

Falta de memoria, en la vejez y niños.

Enfermedad de Alzheimer.

Para mejorar el **crecimiento** en los niños desnutridos.

Activación de las glándulas pituitaria y pineal.

Cansancio y astenia.

Para **calmar el apetito**, tomada media hora antes de las comidas.

Como estimulante muscular en deportistas.

3.3. ALGAS KOMBU

Estas algas verdes son los miembros mayores de las algas y suman entre 6.000 y 7.000 especies. Se les conoce con el nombre de algas verdes debido al intenso color que otorga la clorofila, poseyendo la mayoría paredes celulares con dos capas, una interna de celulosa y otra externa con pectina.

Las formas marinas de estas algas son fáciles de ver en las rocas costeras cuando baja la marea.

Las algas verdes tienen una enorme importancia en la cadena alimenticia, pues constituyen una fuente de alimento para otros organismos acuáticos y contribuyen al aporte de oxígeno atmosférico.

Conocidas también como **Laminarias**, se trata de un alga que se encuentra en aguas frías de Inglaterra y Japón, de color verde oscuro y que suele estar formada por talos de hasta 5 cm de ancho y casi 2 metros de largo.

Se emplea abundantemente en la cocina china por su contenido en mucílagos espesantes y por su riqueza en glutamato monosódico, el controvertido componente habitual de los platos chinos, esencial para darle el peculiar sabor.

Sin embargo, los detractores dicen que es el causante de las habituales jaquecas que causa este tipo de comida, por otro lado sabrosa y muy digestiva.

Su composición es la siguiente:

Carbohidratos: 57,5%

Proteínas: 5,5%

Agua: 14,7 %

Grasas: 2,5%

Fibra: 8,0%

Fósforo: 150 mg.

Calcio: 800 mg.

Cenizas: 14,5%

Para prepararla se ponen en agua durante al menos media hora y se puede entonces añadir **troceada** a cualquier plato. Si se quiere evitar el remojo previo se incorporará a algún guiso de legumbres que ya esté cociendo o a una sopa, al menos durante un tiempo no inferior a 20 minutos.

Es muy adecuada para platos de cereales cocidos y mezclada con salsa de soja tiene un sabor insuperable.

Aplicaciones

Se emplea también en pastillas, infusiones y como condimento para dietas de adelgazamiento, aunque su principal efecto es para **quitar el**

apetito ya que los mucílagos que contiene se hinchan en el estómago y neutralizan el hambre.

Son adecuadas en dietas vegetarianas por su gran contenido en aminoácidos esenciales y minerales, en aerofagias, estreñimiento y alimentación sana.

3.4. ALGA CHLORELLA

De todos los alimentos que conocemos son muy pocos los que alcanzan el nivel benefactor que nos aporta el alga esmeralda, la cual es conocida por tres funciones esenciales: por la capacidad de **rejuvenecimiento**, por ser un eficaz **desintoxicante** y por su alto contenido en **ácidos nucleicos**.

La Chlorella tiene unos dos millones de años de existencia. Su aspecto solamente lo podríamos ver contemplándola a través del microscopio, ya que su estructura corporal está formada por una única célula. Esta característica unicelular no impide que posea una gran eficacia en la mejora de numerosas enfermedades y que sea, al mismo tiempo, un nutriente casi completo.

La Chlorella en sus orígenes fue estudiada como una potencial fuente de proteínas y tras numerosos estudios se llegó a la conclusión de que su eficacia podía incluso llegar a ser 50 veces superior a la proteína de cualquier otro alimento.

La Chlorella es una de las algas más preciadas de la naturaleza

Composición

Contiene todas las vitaminas del complejo B, la vitamina C y E, minerales como el cinc, calcio, cobre, hierro, magnesio y **germanio** y por supuesto **proteínas** de alto valor biológico con todos los aminoácidos esenciales y no esenciales.

Esta composición tan completa hace que pueda regular numerosos sistemas de nuestro organismo, en especial el balance pH que se mantiene equilibrado mientras la tomamos. También es muy rica en **clorofila**, hasta un 2% de su peso, superior incluso a la mayoría de las plantas de hoja verde terrestres.

Aplicaciones

Los científicos han encontrado en ella cuatro factores importantes a destacar en la salud:

1. La abundancia de **clorofila**.

2.   La naturaleza particular de sus membranas celulares.

3.   La riqueza en **betacaroteno.**

4.   La alta concentración en ácidos nucleicos que componen lo que se ha dado en llamar "el **factor de crecimiento**" de la Chlorella.

Debido a su alta calidad en proteínas, fibra y clorofila, se ha convertido en un alimento que tienen el poder de estimular el **sistema inmunológico**, de mejorar el proceso digestivo y de eliminación, de intensificar el **crecimiento** y reparación de los tejidos, y acelerar el proceso de curación. En definitiva, un alimento único que ayuda a promover una vida más sana y duradera.

La Chlorella, por su contenido en clorofila, estimula el metabolismo y la circulación. También favorece la formación de los glóbulos rojos, así como la absorción y utilización de los nutrientes. La clorofila fortalece la garganta y el sistema respiratorio, siendo muy útil en la sinusitis, las encías sangrantes y la cicatrización de heridas y quemaduras. Además, este componente se administra habitualmente en casos de *pancreatitis* crónica, actúa como **desodorante** ante el mal aliento corporal y como reductor de los gases intestinales.

Se emplea igualmente contra el *estreñimiento* y para proteger a los animales de laboratorio contra las radiaciones.

La Chlorella es utilizada para reducir el azúcar en sangre, mejorando la *diabetes* no insulino-dependiente. Por otra parte, el material contenido en la membrana celular de esta planta tiene un efecto estupendo en nuestros intestinos, pues mejora su funcionamiento, estimula el crecimiento de la flora intestinal y desintoxica al organismo de contaminantes.

Mejora en gran medida el peristaltismo intestinal, aumentando las contracciones que mueven el alimento y después moviliza los excrementos hasta su llegada a la bolsa fecal. Esta acción favorece la prevención y curación del estreñimiento, evitando que las toxinas de los excrementos sean reabsorbidas por la corriente sanguínea.

La capacidad para estimular el crecimiento de bacterias benignas, para desintoxicar los productos químicos que hallamos podido ingerir y la destrucción de las bacterias patógenas, cualifica a la Chlorella como un suplemento alimenticio para personas que sufran *infecciones* de repetición. Al mismo tiempo que ejerce esta función de desintoxicación fortalece el hígado, principal órgano desintoxicante del cuerpo, favorece el cutis como consecuencia directa de lo anterior, y se emplea en verrugas, acné y alergias cutáneas.

> La ventaja más importante para la utilización de la Chlorella es limpiar y desintoxicar el organismo, así como el hecho de potenciar las defensas orgánicas.

Esta función se debe a la capacidad de la membrana celular de estimular la producción de **Interferón**, una forma esencial de defensa orgánica que promueve la producción de macrófagos.

Además de la abundancia de clorofila y de las propiedades del material de la membrana celular, el contenido en **betacaroteno** es el tercer factor activo importante.

El betacaroteno que se encuentra en los vegetales verdes y amarillos, como ocurre en las zanahorias, el repollo o las espinacas, ha mostrado tener capacidad de inhibir el crecimiento de las células malignas cancerosas y fomentar la producción del llamado "factor antitumoral TNF", por medio de los macrofagocitos.

El betacaroteno puede actuar en combinación con la vitamina E como un antioxidante para eliminar las células malignas en su fase inicial.

En personas saludables sirve como precursor de la vitamina A y sabemos que las personas que desarrollan tumores suelen tener niveles bajos de esta vitamina. Su acción no específica sobre el sistema inmunológico se basa en que contribuye al mantenimiento de la integridad de ligamentos y tejidos mucosos y estimula las defensas para atacar las sustancias nocivas. Los niveles suplementarios de cinc contenidos en la Chlorella son igualmente esenciales en la utilización de la vitamina A por el organismo, además de ser necesario para estabilizar el ARN.

Al ingerir dosis de uno o dos gramos de Chlorella estamos aportando la dosis justa del llamado **factor de crecimiento** controlado CFG. Este describe una combinación de moléculas que proveen un gran incremento en el sostenimiento de la energía que experimentan los seres humanos cuando cierto tipo de algas son ingeridas.

Esto nos conduce al contenido en **ácidos nucleicos** de crecimiento de la Chlorella, el CGF, el cuarto y más importante de los factores de esta alga. Es este alto porcentaje de ácidos nucleicos lo que compone su elevado contenido de

proteínas. El factor CGF funciona como una forma de ARN, permitiendo que la información genética sea transferida de una generación de Chlorella a otra.

Con luz solar y fértiles condiciones de cultivo, la Chlorella se reproduce así misma por división celular en una proporción de cuatro nuevas células cada 24 horas.

Actualmente se ha visto que una de las teorías del envejecimiento es concerniente con el gradual deterioro en la habilidad de las células a reproducirse ellas mismas. En el año 1976 se publicó el libro "The no aging diet" del Dr. Benjamín Frank en el que defendía la teoría de que a partir de los 20 años la producción de ARN y ADN comenzaba a ralentizarse, resultando como consecuencia de ello una disminución de la eficiente reproducción celular.

Su tratamiento contra el envejecimiento fue una dieta basada en **alimentos integrales**, la cual enfatizaba los alimentos ricos en ácidos nucleicos. Él pensaba que esta dieta promovería el rejuvenecimiento del ADN y RNA del organismo, permitiéndole utilizar los nutrientes más efectivamente, desintoxicar al organismo, reparar los tejidos más exactamente y producir más energía. A pesar de no haber hecho comentarios sobre la inmortalidad, informó de que muchos de sus pacientes la adoptaron y se sintieron más jóvenes.

Una de las recomendaciones del doctor Frank fueron las **sardinas**. En aquel tiempo se pensaba que ellas eran una fuente muy alta de ARN, conteniendo 590 mg por cada 100 gr. Sin embargo, el Dr. Michinori Kimura demostró que la Chlorella era más alta en ARN que las sardinas.

Similarmente a otros factores curativos de la Chlorella, el CGF es importante para el **sistema inmunológico** ya que activa las células T y B, así como su capacidad antivírica. Además, la Chlorella puede ser muy útil en la prevención de la pulmonía, en el alivio de las dolencias artríticas, en el **reuma**, y para normalizar las funciones corporales en casos de cáncer y diabetes.

Otras aplicaciones

También tiene propiedades como hipotensora, para impedir la excesiva agregabilidad plaquetaria en casos de riesgos de trombosis y para mantener la elasticidad de los vasos sanguíneos. Sabemos que personas que tenían una elevada concentración de grasa en la sangre han visto disminuir estos niveles en solo tres meses de ingerir suplementos de Chlorella.

También parece comprobado que con dosis altas de Chlorella -2 gramos diarios- se mejoran las úlceras duodenales y las **gastritis** y en tan solo una o dos semanas de tratamiento los pacientes respondían mejor que cuando tomaban los antiácidos convencionales.

3.5. ALGAS FUCUS

Conocida también como Encina de mar, es el alga más abundante en nuestras costas. De color pardo, pertenece a la familia de las Feofíceas y se encuentra en la zona norte donde hay grandes mareas. Se acumula en grandes cantidades en el fondo y son recolectadas mediante barcas adecuadas que tienen dispositivos para cortarlas allí mismo antes de subirlas a bordo.

Su longitud puede alcanzar hasta un metro, por lo que unido a la gran cantidad de agua que contienen en ese momento, tienen un gran peso que dificulta su extracción.

El alga fucus contiene una gran cantidad de yodo, por lo que puede dar lugar a yodismos en personas predispuestas

Composición

Agua (una vez en tierra): 20%

Grasas: 2%

Proteínas: 5%

Carbohidratos: 65% (con un contenido en alginina del 28%)

Minerales: Yodo, arsénico y potasio.

Aplicaciones

Al igual que la mayoría de las algas marinas, su contenido en ácido algínico hace que se hinche en el estómago y produzca una gran sensación de saciedad, lo que contribuye a eliminar el **apetito** excesivo.

Su contenido en yodo hace que también sea muy útil para casos de *obesidad*, hipotiroidismo y *bocio*, traduciéndose en un aumento significativo del metabolismo y, por tanto, en una mejor combustión de las grasas.

El aumento de la glucemia en sangre que provoca su ingestión hace que no sintamos esa sensación de hambre y podamos controlar fácilmente el apetito.

3.6. GLUCOMANANA

Aunque no es un alga marina sino un **tubérculo** de la especie Amorphophallus konjac de la familia de las aráceas, es necesario incluirla en este apartado de algas ya que se suele encontrar en el mercado mezclada con otras especies marinas para el tratamiento de la *obesidad*.

Se trata de un polisacárido de gran peso molecular utilizado desde hace muchos años en el Japón como alimento saludable.

Tiene una composición similar a la celulosa, en especial en cuanto a poder absorber varias veces su propio peso en agua, formando así un volumen fluido aumentado. Ello es debido a su estructura formada por largas cadenas de manosa y glucosa unidas entre sí y que no pueden ser rotas al llegar al intestino humano, ya que los jugos gástricos no son capaces de romper este enlace.

De esta manera, la glucomanana absorbe el agua intestinal, aumentando así el bolo fecal y el paso al exterior se realiza sin dificultad y sin absorción alguna. Por ello se comporta como una fibra excelente para casos de estreñimiento y mejora del peristaltismo intestinal.

Parece ser que además de este comportamiento de absorber agua también absorbe parte de los hidratos de carbono y las grasas presentes en los alimentos, los cuales elimina sin que se metabolicen y evita, además, que exista la subida de glucosa cuando hemos dejado de comer, lo que daría lugar a un aumento del apetito.

La glucomanana se emplea ampliamente en los tratamientos contra la obesidad

Aplicaciones

Control de la obesidad.

Coadyuvante en el tratamiento de la diabetes.

Para casos de exceso de colesterol y triglicéridos.

Como aporte de fibra en el estreñimiento crónico.

Para el tratamiento de la obesidad y reducir el apetito se tomará antes de las comidas y en los demás casos en medio.

3.7. ALGAS KELP

Se trata de un alga pura, sino una mezcla de varias especies presentes en aguas del pacífico, Laminarias y Ascophylum.

El nombre le viene de un prestigioso doctor naturista y se caracterizan por contener hasta un 0,5% de su peso en **yodo.** También contiene un polisacárido muy viscoso soluble en agua llamado fucoidina, un glucósido viscoso de nombre laminarama, un glúcido como el manitol, y ácido algínico que posee propiedades como antidiarreico.

La mezcla de ambas algas da como resultado uno de los productos naturales más rico en yodo que se conoce, lo que ha motivado cierto control de sanidad en algunos preparados comerciales, ya que su abuso puede inducir al yodismo.

Composición

Agua: 15%

Fibra: 8%

Proteínas: 10%

Extracto etéreo: 4%

Minerales: (de un total del 20% del peso) azufre, potasio, cloro, sodio (4%), magnesio, calcio (3%), fósforo, boro, cobre, cobalto, hierro (500 mg/kilo), cinc, molibdeno, vanadio, níquel, bario y yodo 1000 mg/kilo).

Vitaminas: C 1000 (mg/kg), provitamina A (60 mg), biotina, ácido fólico, niacina, B-2, B-1 (5 mg), E 300 mg., B-12 (4 mcg), K (10 mg).

Aplicaciones

Como aporte de yodo orgánico.

En obesidad, *bocio* y disfunciones tiroideas.

Artritis, reumatismo y calambres.

Caída del cabello y uñas frágiles.

En anemias.

Como aporte nutritivo completo en cualquier circunstancia.

Protege contra la intoxicación de metales pesados y residuos radiactivos.

Reduce los niveles altos de *colesterol.*

3.8. ALGA WAKAME

Ingrediente básico en los platos chinos, se trata de un alga de color verde claro, de una longitud no superior al metro y que se encuentra con frecuencia en los mares cercanos a China, Japón y Corea, aunque en la actualidad se cultiva masivamente en los mares británicos. Necesita una temperatura inferior a los 20 grados y se recolecta en primavera.

Composición

Carbohidratos: 21,9%

Proteínas: 16,5%

Grasas: 1,5%

Humedad: 13,5%

Fibra: 14,0%

Cenizas: 32,7%

Calcio 120 mg/100 gr.

Se comercializa exclusivamente desecada y se prepara dejándola remojar previamente 20 minutos para su consumo en ensaladas. En platos de sopa hay que cocerla al menos 15 minutos.

Aplicaciones

Se emplea básicamente como aditivo culinario, aunque también posee propiedades comunes al resto de las algas, en especial su efecto *laxante*. Es un buen alimento en dietas hipocalóricas y ricas en proteínas.

3.9. ALGA ESPIRULINA

Perteneciente al grupo de los cianófitos, la importancia dietética de estas algas verde-azuladas se descubrió en 1962, durante unas investigaciones realizadas en los lagos del valle de Texcoco, en Méjico.

En esa misma época, algas similares se investigaban en un lugar tan opuesto como el desierto del Sahara, en un lago conocido como Chad, de donde los nativos extraían unas algas que comercializaban debidamente prensadas y que eran muy apreciadas por su alto poder energético y nutritivo. Por ello, es frecuente que hoy día se encuentren en el mercado las dos variedades de algas, la Spirulina máxima, procedente de Méjico, y la Spirulina platensis de Africa.

En la actualidad se recoge mediante una máquina muy selectiva que consigue eliminar el agua y extraer la espirulina por medio de la gravedad, depositándola en unas redes muy finas que vibran continuamente para formar una pasta muy homogénea. Después se somete a la pasteurización durante 17 minutos a una temperatura de 68° y se seca a temperatura moderada que no altere sus propiedades ni composición y se añade vitamina C para impedir su oxidación, lo que implica que tomaremos también una dosis extra de esta vitamina.

Se trata de una de las algas más antiguas y posiblemente la que más riqueza nutritiva posee.

Características

Planta unicelular minúscula que crece en aguas saladas y alcalinas, se cree que tiene ya tres millones de años, siendo anterior su existencia incluso a la de los insectos.

Su observación requiere un microscopio de mediano tamaño, apenas tiene un milímetro de longitud, pero es capaz de acumular más proteínas por milímetro cuadrado que la carne o el pescado.

Composición

Carbohidratos: 17,0%

Grasas: 5,2%

Proteínas 60,0%

Humedad: 7,0%

Cenizas: 10,5%

Fibra: 0,3%

Vitamina B-12: 160 mcg.

Vitamina A: 25 mg/100 gr.

B-1: 5,5/100 gr.

Vitamina E: 19 mg/100 gr.

Ácido fólico: 5,0 mg.

También: biotina, pantotenato cálcico, inositol, vitamina B-6 y B-2.

Minerales:

Calcio: 108,5 mg/100 gr.

Fósforo: 760,10 mg./100 gr.

Hierro: 47,0 mg/100 gr.

Magnesio: 141,0 mg/100 gr.

Potasio: 1400,0 mg/100 gr.

Además: Cinc, manganeso, selenio, sodio y cloro.

Aminoácidos:

Fenilalanina: 2,80 gr.

Isoleucina: 4,20 gr.

Leucina: 4,80 gr.

Arginina: 5,90 gr.

Cistina: 0,56 gr.

Ácido glutámico: 8,20 gr.

Triptófano: 1,50 gr.

Tirosina: 2,80 gr.

También: alanina, Ácido aspártico, glicina, prolina, serina, valina, treonina, metionina, isoleucina y lisina.

Ácidos grasos:

Linoleico: 857 mg/100 gr.

Linolénico: 870 mg/100 gr.

Oleico: 200 mg/100 gr.

Colesterol: 1 mg/100 gr.

También: ácido palmítico, esteárico, sitosterol y oleico. Además de clorofila 600 mg/100 gr, carotenos, alcoholes triterpénicos, y estigmasterol.

De toda esta inmensa composición de nutrientes es fácil deducir que nos encontramos con uno de los alimentos más completos que existen a nuestra disposición.

Su proporción de proteínas es superior al pescado, la carne, el huevo y la levadura de cerveza, mientras que su contenido en **vitamina B-12** es el doble que el hígado de ternera, la fuente más reconocida actualmente. La propiedad de poder fijar sin problemas el nitrógeno del aire hace que, además, sea una especie vegetal que no requiere cuidados especiales ni abonos, a lo que hay que añadir que es capaz de crecer en lagos salados incompatibles con la vida de las demás especies.

La espirulina posee mayor cantidad de vitamina B-12 que cualquier otro alimento, además de proteínas de alto valor biológico y alta utilidad neta.

Su facilidad de reproducción permite que una sola hectárea de algas genere 40 toneladas de producto seco al año y se conocen casos de una producción de hasta 10 toneladas en un solo día.

En cuanto a su contenido en aminoácidos esenciales hay que señalar que contiene los **ocho esenciales**, por lo que es similar al huevo, aunque no contiene el temible colesterol. Su utilidad neta es del 61 por ciento y existe también una gran concentración de ácidos nucleicos RNA y DNA y algo del ácido graso esencial ácido gamma-linolénico.

Su **hierro** es muy asimilable y en bastante mayor proporción que en las espinacas, bastando un gramo diario de espirulina para cubrir la mitad de las necesidades diarias de este mineral.

También encontramos trazas de **selenio**, bismuto y cromo, así como la preciada vitamina B-12, la cual no es frecuente que exista en ninguna especie vegetal y para cubrir nuestras necesidades nos vemos obligados a comer carne. Tres gramos diarios de esta alga bastan para cubrir nuestras necesidades diarias, así como los de beta caroteno o pro vitamina A.

Aplicaciones

Básicamente la espirulina saltó a la popularidad por su efecto adelgazante, aunque mejor habría que definirlo como **anorexígeno**, ya que es capaz de disminuir el apetito excesivo.

Este efecto es sumamente interesante ya que solamente se manifiesta si la tomamos una hora o al menos **media hora antes** de las comidas, ya que si la ingerimos al terminar solamente aprovecharemos sus cualidades nutritivas, no por ello menos importantes. Por esto, si una persona la quiere emplear para adelgazar la tomará antes de las comidas, pero si desea mejorar su aspecto físico sin perder su apetito lo hará al finalizar las comidas. Este efecto parece ser que depende de su contenido en **fenilalanina**, aminoácido esencial que tiene un marcado efecto sobre el centro hipotalámico del apetito.

Como energético es muy adecuada para los atletas, ya que a su gran poder energizante hay que unir la facultad de que no les hará ganar peso extra, aunque sí mejorarán su desarrollo muscular.

Aquellas personas que deseen ganancias musculares deberán tomar la espirulina media hora antes de hacer ejercicio, y los que solamente quieran un aporte extra de nutrientes lo harán al terminar. Su tolerancia gástrica es extraordinaria.

En los deportes aeróbicos mejora la resistencia al ejercicio, elimina los *calambres*, ayuda a la eliminación del dióxido de carbono, y evita la formación de ácidos láctico y pirúvico.

Es muy adecuada en personas ancianas con poco desarrollo muscular o mal nutridas.

Mejora la fertilidad.

Evita la caída prematura del **cabello** y su fragilidad.

Ayuda a la corrección del raquitismo, la hipocalcemia y la osteoporosis de la menopausia.

Mejora la coagulación sanguínea.

Ayuda a eliminar los metales pesados de la contaminación.

3.10. OTRAS ALGAS

Alga dulce

El *alga dulse* es una de las más abundantes en el Atlántico norte, en aguas profundas, siendo alimento habitual en el pueblo vikingo.

Se caracteriza por su suavidad y textura fina, además de rica en yodo, potasio, hierro y vitaminas C y A.

Se le atribuyen propiedades para la regeneración de mucosas e incluso para fortalecer la flora intestinal.

Para su consumo basta remojarla un poco y emplearla como si fuera una lechuga en una ensalada, pero también en salsas, acompañando pastas, escaldada, cocida y en sopas.

Alga arame

Procedente del lejano oriente, tiene altas dosis de calcio, fósforo y yodo, además de vitaminas A, B1 y B2.

Medicamente se emplea para favorecer la circulación sanguínea y luchar contra la hipertensión.

De sabor levemente dulce, rico en azúcares naturales sin calorías, se emplea combinada con vegetales.

Nori

Las algas nori son vegetales que viven naturalmente en el agua y se emplea para tratar el soprepeso.

Cochayuyo

El alga cochayuyo es una de las más beneficiosas para el organismo, ya que es muy rica en yodo y fibra, entre otros nutrientes.

Procedente del Pacífico, es un alga que ayuda a perder peso, ya que es saciante, con mucha fibra y con capacidad para eliminar toxinas del cuerpo.

Posee altas cantidades de yodo, fibras y calcio.

Se pueden comer crudas, previo remojo.

4. GARUM ARMONICUM

Nuevamente el mar nos proporciona un alimento extraordinario con amplias virtudes saludables. Mediante un proceso de trasudación, esto es, utilizar la sal para extraer de los tejidos determinadas sustancias, se consigue la degradación de los principios inmediatos contenidos en el interior de ciertos pescados. Una vez obtenido este líquido, se somete a un autolisado para que estos tejidos y órganos puedan ser reutilizados inmediatamente en la formación de una nueva materia orgánica. Las enzimas presentes en los propios tejidos del pescado permiten este proceso.

Este procedimiento que nos puede parecer muy nuevo no lo es, ya que hace cientos de años ya se realizaba en Europa una autolisis de órganos de pescado que producía lo que llamaban "el protector universal", algo así como la fuente de la eterna juventud. Su uso se generalizó en las civilizaciones celtas europeas, empleando un pescado procedente de la costa Armorica británica, denominándose Garum, cuya traducción es "salsa de pescado" y "Armonicum" por su procedencia.

Por aquel entonces se mezclaba con plantas aromáticas, y se empleaba en las campañas guerreras de las legiones romanas como energético y remedio excelente para los trastornos emocionales propios de las batallas, la *angustia*, el *miedo*, el *estrés*, etc. Fue precisamente en esa época cuando su uso se abandonó, quizá justo cuando el poderío de Roma se vino abajo y con él parte de sus conocimientos.

PROCEDENCIA

Ciertos pescados de la especie Gadinos poseen un metabolismo especial que les permiten sintetizar los ácidos grasos que se encuentran almacenados en sus órganos a partir del plancton. Una vez que se les extrae sus órganos por el proceso de trasudación, obtenemos un producto líquido que contiene un 82% de proteínas de alto valor biológico, con más de 20 aminoácidos, entre ellos 10 esenciales.

Esta riqueza tan grande permite que se unan el grupo amino de un primer aminoácido con el grupo carboxílico de un segundo aminoácido, dando lugar a un péptido de dos o más aminoácidos y cuando llegan a unirse más de diez forman los polipéptidos. La enorme importancia de esta función peptídica es que su composición es similar a la que existe en el hipotálamo y la hipófisis, comportándose, por tanto, como un precursor hormonal.

4.1 COMPOSICIÓN

Estos autolisados comercializados contienen "Propiomelano cortine", un polipéptido de 28 aminoácidos, el cual es un precursor de la hormona beta-lipotrofina, que tiene la misión de estimular a la glándula hipófisis a segregar ACTH, movilizar las grasas y estimular a la glándula suprarrenal para que segregue esteroides y glucocorticoides.

El garum armonicum es un complemento dietético poco conocido, pero de una gran importancia para el tratamiento de enfermedades psíquicas.

Otros compuestos

Además de esta riqueza en **aminoácidos** lógicas en un pescado, se encuentran grandes cantidades de **ácidos grasos poliinsaturados**, con un 12% de la serie Omega 3 y 6, los cuales tienen gran similitud con los que forman la membrana neuronal. La importancia de esto radica en el hecho de que dicha membrana necesita estar continuamente alimentada, ya que cualquier déficit se hace irreversible al no poderse reemplazar cada neurona.

También aparecen cantidades significativas de vitamina A y E, así como **selenio**, nutrientes estos de reconocidas propiedades como **antioxidantes**, lo que permite, además de proteger a los propios ácidos grasos, ayudar a mantener la integridad de la propia pared celular y evitar así su envejecimiento oxidativo. Se comportan, por tanto, como muy eficaces en la lucha contra los radicales libres, esas moléculas inestables que provocan nuestro *envejecimiento*.

Aplicaciones

Según los investigadores más actuales estos autolisados de pescado son útiles en:

Mantener la integridad de la membrana celular cerebral.

Ayudar al buen funcionamiento de las funciones cerebrales, en especial la *memoria*.

Tiene un papel esencial en el **sistema inmunitario**, especialmente en la labor de los linfocitos.

Aumentan la **resistencia muscular** y evitan la atrofia.

Son precursores de las prostaglandinas.

Mejoran el estado general en la vejez.

Evitan la degeneración del **sistema nervioso**.

Son un elemento extraordinario para luchar contra el estrés.

Regulan la transmisión del impulso nervioso.

Favorecen un buen equilibrio psíquico y su adaptación a las circunstancias adversas.

Tiene efecto relajante en la *ansiedad* y la *angustia*.

El Garum armonicum no produce sopor ni depresión.

Estimula las funciones digestivas.

Favorece la sexualidad y la *fertilidad*.

5. HÍGADO DE BACALAO

El bacalao en un pez teleósteo, anacanto, que llega a tener más de un metro de largo, con el cuerpo cilíndrico y la cabeza muy grande. Es comestible, y se conserva salado y prensado.

De su interior se extrae el hígado, a partir del cual se elabora un producto que alcanzó un extraordinario prestigio en épocas pasadas y que actualmente ha caído en el mayor los olvidos.

Su homólogo, el extracto de hígado de ternera, sigue gozando todavía de cierta solvencia para solucionar problemas anémicos o de desnutrición.

Empleado por todos los médicos del mundo para tratar el *raquitismo* infantil con indudable éxito, su uso se generalizó también para todos los casos de desnutrición, convalecencias, tuberculosis y *avitaminosis*, hasta que la aparición de los complejos vitamínicos lo condenó al olvido.

El aceite de hígado de bacalao se extrae de las especies marinas Gadus morrhuae que viven en los mares del Norte de Europa y en pequeñas zonas del Cantábrico. Por ello no es casualidad que el primer lugar del mundo donde se popularizó fuera en los países nórdicos, con una población infantil azotada por el raquitismo.

Una vez recogido el hígado se prensa en frío para extraerle su aceite, lo que asegura todas sus propiedades primitivas, aunque el resultado final es un líquido tremendamente desagradable al paladar. Ello motivó el que los niños considerasen su ingestión como un castigo y no un bien para su salud. El problema se agudizaba al ser prácticamente insoluble en los alimentos normales, con lo cual se hizo difícil enmascarar su sabor.

En la actualidad se presenta en forma de perlas de gelatina blanda que lo hace totalmente insípido, al mismo tiempo que se conservan todas sus cualidades.

Composición

100 mg de aceite contienen 60 U.I. de vitamina A y 9 U.I. de vitamina D, en una sinergia perfecta que le hace especialmente eficaz.

El aceite de hígado de bacalao sigue siendo la forma más adecuada para tomar complementos de vitaminas A y D

Aplicaciones

Esencialmente el tratamiento y prevención del *raquitismo*. También es útil en la osteoporosis, la osteomalacia, la artrosis y como estimulante del *crecimiento infantil*. Puede emplearse para todas las patologías relacionadas con la carencia de vitamina A, especialmente los problemas de piel, pelo y ojos.

6. ACEITE DE PESCADO AZUL

Hoy día nadie duda que los pescados azules sean un alimento extraordinario para el ser humano, algo que hace años nadie se atrevía a afirmar. Recuerden qué cercanos están los tiempos en que se consideraban a los pescados azules, en especial la sardina y el boquerón, como un alimento para pobres, indigesto y sin valor nutritivo alguno e incluso que dañaba el hígado. Por supuesto, en su lugar recomendaban el pescado blanco, casualmente mucho más caro y solamente al alcance de las clases pudientes.

Pero desde que el temible **colesterol** ha pasado a ser considerado como un problema de salud mundial, los aceites de pescados azules constituyen ahora una fuente natural de mantenernos sanos, algo que los esquimales ya sabían desde hace milenios.

Nuestros científicos quisieron saber con claridad dónde estaba el secreto y aislaron en el pescado de salmón dos ácidos grasos altamente poliinsaturados, el ácido eicosapentanoico **EPA** (con una cadena larga de 20 átomos de carbono) y el ácido docosaexanoico **DHA** (con 22 átomos de carbono.) Como el nombre químico era ciertamente impronunciable y mucho menos de memorizar, los llamaron ácidos grasos **Omega-3**, para diferenciarlos de los ácidos poliinsaturados presentes en los vegetales. Las diferencias entre ambos, sin ser demasiado importantes, residen en que los vegetales contienen dos enlaces dobles, mientras que los de pescado poseen seis.

No obstante, los ácidos grasos vegetales, el linoleico, pueden convertirse en los mismos ácidos grasos poliinsaturados de los pescados, aunque más lentamente.

7. EL SALMÓN

El salmón es un pez fluvial y marino, teleósteo, del suborden de los fisóstomos, que desova en los ríos y emigra después al mar. De este pez de carne rojiza se extraen diversos ácidos grasos, además de la calcitonina, una hormona segregada por el tiroides cuya misión es regular la hipercalcemia.

Sabemos que hay cinco ácidos grasos esenciales para el ser humano que son: el ácido linoleico, el ácido alfalinolénico, el ácido araquidónico, el ácido eicosapentanoico y el ácido docosaexanoico.

De todos ellos es el ácido **linoleico** el más abundante en nuestra alimentación gracias a que se encuentra en los vegetales y sus aceites.

La importancia de estos ácidos grasos reside en que son básicos para las funciones de las células, especialmente para conservar la integridad de su pared exterior.

Las enfermedades cardiovasculares

Una vez comprobado que los esquimales tenían los niveles de colesterol más bajos de toda la población mundial y eso que consumían grandes cantidades de grasas para mantener su cuerpo protegido del frío, se encontró que las lipoproteínas de baja densidad (**LDL**), son las causantes de que el colesterol se acumule en las arterias en lugar de circular libremente. Otra lipoproteína, pero ahora de alta densidad (**HDL**), contribuye esencialmente a mantener los niveles de colesterol en su justa medida, junto por supuesto con la **lecitina** presente en la vesícula biliar.

La conclusión que aún se mantiene es que los ácidos **Omega-3** presentes en los aceites de pescado azules, **salmón**, caballa, atún, bonito y en menor medida sardinas o boquerones, son capaces de controlar ambos tipos de colesterol "bueno y malo" y evitar la formación de ateromas que darán lugar a un coágulo en una arteria.

Los ácidos EPA, derivados del ácido alfa-linolénico, son precursores de las prostaglandinas serie 3, sustancias presentes en nuestro organismo y cuya misión es similar a las hormonas, aunque no son segregadas por glándulas. Forman parte de las membranas de algunas células sanguíneas y endoteliales. Este grupo de prostaglandinas derivadas del EPA actúa como reguladoras de la homeostasis y por ello tienen acciones como antiagregante plaquetaria y vasodilatadora, contrarrestando la acción de las prostaglandinas serie 2.

Los accidentes vasculares pueden tener como causa la carencia de este ácido alfa-linolénico en la dieta, o porque no pueda ejercer su acción el enzima que lo inicia. Por ello se suele decir que una persona fabrica el mal colesterol cuando tiene *estrés*, alteraciones hepáticas, diabetes o envejecimiento prematuro.

Un aporte extra de grasas de pescado ricas en EPA, disminuye el riesgo de padecer enfermedades cardiovasculares mediante su control de los niveles de colesterol y triglicéridos.

Contenido en ácidos grasos Omega-3:

Arenque: 1,6%

Salmón: 1,2%

Sardinas en lata: 1,7%

Bacalao: 0,3%

Trucha de factoría: 1,6%

Pez espada: 0,2%

Atún: 1,3%

Langosta: 0,2%

Aplicaciones

Esencialmente control del *colesterol* y triglicéridos. Se emplea, por tanto, en las enfermedades cardiovasculares, riesgo de *trombosis*, *diabetes*, fibrosis quística y tratamiento con quimioterapia oncológica. También se le reconocen buenos efectos en la psoriasis por su acción inhibidora de Leukotrina B4, responsable de la inflamación, y en la artritis reumatoide.

8. MEJILLÓN DE LABIO VERDE

Este producto está elaborado a partir del extracto de un molusco denominado Mejillón de labio verde o **Perna canalículus**, el cual vive en forma salvaje en aguas limpias de Nueva Zelanda. Durante muchos siglos ha sido base esencial en la alimentación de los nativos maoríes, una raza autóctona de la región, ya que su gran riqueza en **proteínas** y su fácil recolección le hace un alimento extraordinario.

Pero junto a sus propiedades nutritivas se descubrieron otras virtudes incluso más importantes, especialmente su efecto **antiinflamatorio**. El investigador oceanógrafo John E. Croft escribió un libro dedicado enteramente a divulgar las propiedades curativas y nutritivas de este insólito molusco, y unos laboratorios se hicieron eco de sus investigaciones, comercializándolo en forma de cápsulas.

Su gran difusión mundial (no hay que olvidar que junto a su efecto antiinflamatorio se le une una buena tolerancia gástrica), ha motivado que en la actualidad se cultive masivamente en granjas marinas especiales, libres de contaminación, en donde no solamente se estimula adecuadamente su crecimiento, sino que se le recolecta cuando ha alcanzado la madurez necesaria.

La parte activa del Perna Canalículus son sus gónadas, las cuales se separan del resto de la carne y se elabora un extracto siguiendo una técnica aún no divulgada, con el fin de que conserve todas sus buenas propiedades.

> El extracto de Mejillón de Labio Verde es uno de los mejores antiinflamatorios disponibles, rivalizando incluso con la raíz del Harpagofito.

Composición

Básicamente es un alimento proteico (hay un 60% del peso total en proteínas) y su desglose en aminoácidos en el siguiente:

Tirosina: 1,5%

Metionina: 1,1%

Fenilalanina: 1,8%

Cisteína: 3,1%

Valina: 1,9%

Glicina: 4,2%

Isoleucina: 1,8%

Treonina: 2,3%

Ácido glutámico: 6,4%

Lisina: 3,2%

Ácido aspártico: 4,9%

Arginina: 3,5%

Histidina: 0,8%

Alanina: 2,4%

Serina: 2,0%

Prolina: 2,2%

También:

Hierro: 0,030%

Cobre: 0,0009%

Selenio: 0,00002%

Magnesio: 0,34%

Calcio: 0,52%

Sodio: 2,33%

Todos ellos, como sabemos, de acción beneficiosa en las enfermedades articulares.

Aplicaciones

Como antiinflamatorio y regenerador articular se puede emplear en *artritis*, artrosis y dolencias reumáticas. No tiene efecto analgésico, por lo que de notar mejoría se deberá a su efecto curativo, aunque éste no tiene por qué forzosamente manifestarse en las primeras tomas.

EJERCICIOS DE AUTOEVALAUACIÓN

1.	El agar-agar se emplea para fabricar helados? SÍ NO

2.	¿Las algas son ricas en grasas? SÍ NO

3.	¿Existen algas para uso humano en los lagos? SÍ NO

4.	¿Tienen clorofila las algas? SÍ NO

5.	¿El alga fucus puede emplearse sin problemas?

6.	¿Se emplean las algas para adelgazar? SÍ NO

7.	Los pescados poseen propiedades terapéuticas? SÍ NO

8.	¿Se puede curar el exceso de colesterol comiendo salmón? SÍ NO

9.	¿Los pescados azules son más saludables que los blancos? SÍ NO

10.	¿El mejillón de labio verde es un buen antiinflamatorio? SÍ NO

RESPUESTAS A LOS EJERCICIOS DE AUTOEVALUACIÓN

1. SÍ, además de ser un ingrediente esencial en la comida china

2. NO, especialmente el agar-agar

3. Sí, especialmente en Méjico y Oregón

4. SÍ

5. NO, por su gran contenido el yodo

6. SÍ, especialmente la glucomanana y el fucus

7. SÍ, especialmente el salmón y algunos moluscos

8. NO, aunque supone una ayuda muy importante

9. NO, pues aunque poseen propiedades terapéuticas, no son bien tolerados por todo el mundo

10. SÍ, y en ocasiones puede sustituir a los tratamientos habituales

EXAMEN

1. ¿Cuál es la composición básica de las algas?

2. ¿Qué alga es empleada también para cultivos bacteriológicos?

3. Nombra algunas algas que se empleen en la cocina

4. ¿Y como terapéuticas?

5. Nombra una alga con gran riqueza en vitamina B-12

6. ¿Qué alga utilizarías para calmar el apetito?

7. ¿Y cuál para el crecimiento infantil?

8. ¿Existe alguna alga que crezca en aguas salidas y dulces?

9. ¿Qué producto del mar sirve para el tratamiento del estrés?

10.¿Dónde se encuentran los ácidos grasos de las series Omega 3 y 6?

CAPÍTULO 2

OTROS PRODUCTOS DEL MAR

2.1. Fitoplancton

Phyto Fito= Luz/Planta

Plancton= Flotante/Suspendido

Hace 3.500 millones de años el mundo cambió y la aparición de pequeños organismos con la habilidad de convertir la luz del sol, calor, agua y minerales en proteínas, carbohidratos, vitaminas y aminoácidos marcó el inicio de la vida. El Fitoplancton Marino, plantas unicelulares, son la base de todas las demás formas de vida en el planeta tierra y son la "vegetación" del océano, el alimento consumido por las más pequeñas y las más grandes formas de vida, siendo el responsable del 90% del oxígeno de la Tierra.

Según el Dr. Jerry Tennant, Jefe del instituto Tennant de Medicina integral en Dallas, el fitoplancton es uno de los ingredientes más especiales en el planeta porque contiene, de una forma concentrada, casi todo lo que necesitamos para vivir y reconstruir nuestra salud.

El Dr. Hugo Rodier, Profesor adjunto en el programa familiar de la medicina Social en la facultad de Medicina de la Universidad de Utah, insite en que es un alimento ideal para la humanidad.

El Dr. Hennen, una de las autoridades más prominentes del mundo en cuanto a los factores de transferencia y el sistema inmunológico se refiere, dice que el sistema inmunológico es solo importante en la salud, y la apropiada función antioxidante y una eficaz función metabólica son críticas para la reducción del stress en el sistema inmunológico preparando así el escenario potencial para los efectos de rejuvenecimiento del cuerpo.

Composición

El Fitoplancton contiene más de 200 diferentes nutrientes, entre ellos:

Ácido Aspártico	Cisteína	Leucina
Acido Fólico	Clorofila	Lisina
Acido Gamma	Cobalto	Magnesio

linoléico		
Acido Glutámico	Cobre	Manganeso
Acido Linoléico	Cromo	Metionina
Acido Pantoténico	Electrolitos	Molibdeno
Ácidos Grasos Esenciales	Fenilalanina	Niacina
Omega 3	Fibra	Níquel
Omega 6	Flúor	Piridoxina
Ácidos Nucléicos	Fósforo	Potasio

Alanina	Germanio	Prolina
Arginina	Glicina	Riboflavinas
ARN	Glicógeno	Selenio
Asparagina	Glutamina	Serina
Betacarotenos	Glutatión	Silicio
Bioflavonoides	Hierro	Sodio
Biotina	Histidina	Substancia P
Boro	Níquel	Superoxidodis-mutasa (sod)
Calcio	Ácidos nucleicos	Tiamina

Cinc	Lecitina	Tirosina
Vanadio	Valina	Treonina
Vitamina B12	Vitamina C	Vitamina E
		Yodo

Aplicaciones

Ayuda a mantener los niveles normales de glucosa.

Ayuda a manejar los niveles normales de colesterol.

Muy útil en lupus eritematoso, ayudando al mejoramiento general y articular desinflamando articulaciones.

Artritis reumatoide.

Promueve la salud cardiovascular

Ayuda al hígado

Nutre al cerebro, ojos y sistema nervioso

Promueve una piel saludable

Más energía, perceptible desde las primeras tomas.

Mejor sueño y descanso.

Promueve la buena salud general.

2.2. La sal

La sal, ese elemento imprescindible para la vida y que definió el término "salario", es ahora un nutriente muy controvertido. De ser considerado uno de los alimentos básicos para la salud humana y objeto de guerras, monopolios, impuestos y base de la economía (los países más ricos eran aquellos que albergaban salinas), ahora es un elemento a excluir, en ocasiones bajo normas sanitarias que solamente demuestran al criterio erróneo de sus dirigentes. Ya nadie se acuerda de aquellas épocas en que los soldados partían a la guerra con su ración de sal, ni de esas leyes que permitían privar a los presos de todo… salvo de agua y sal. La sal común se convirtió en la antigüedad en un lujo, ocasionando su carencia grandes éxodos y guerras, atrayendo invasores y diezmando la salud de la población que no tenía acceso a ella. Se puede decir, que los pueblos eran ricos o pobres en función de la sal disponible.

Obviamente, este libro no pretende ser una loa al consumo de sal, sino que recomienda un uso racional de la sal en la cocina, bien sea mediante sales naturales, especias o mezclas sabias de hierbas y condimentos. Con ellas, amigo lector, habrá conseguido las dos cosas que pretendía: disminuir la cantidad de sal en sus alimentos, y mejorar incluso su sabor.

Aunque ahora, en el siglo XXI, las dietas se elaboran con una menor cantidad de sal, especialmente en los alimentos precocinados, congelados y pasteurizados, en su cocina lo importante es adecuar sus gustos a las recomendaciones de su médico. Desde ahora, dispondrá de una gran cantidad de recetas de fácil elaboración, pero ya no las tendrá que comer insípidas y con un mediocre sabor que le haga detestar el momento de comer.

Lo que debe saber, antes de ponerse a preparar estas exquisitas recetas, es que la sal es imprescindible en nuestra alimentación y no resulta recomendable suprimirla en su totalidad, ya que es necesaria para la vida. Hay que tener en cuenta que la naturaleza no es tan desproporcionada como para que algo tan poco útil exista en tan grandes cantidades. El aire, el agua, la tierra y la sal son elementos que se encuentran por doquier, con abundancia, y que existen independientemente de que el hombre intervenga o no. Su misión es asegurar la supervivencia de los seres, no dañarles. La abundancia de sal en la naturaleza es, por tanto, una necesidad vital, aunque quizá deberíamos especificar a qué tipo de sal nos referimos. La sal que usted consume habitualmente es sal marina purificada, incluso extraída de las minas, pero que a causa de un proceso industrial se transforma en cloruro sódico casi puro, algo poco recomendable para la salud. Además, también es importante la cantidad, pues si sus preferencias van por los alimentos salados y los consume varias veces al día, y así durante toda su vida, enfermará irremediablemente. Nada de esto le ocurrirá con los consejos y recetas que le muestro a continuación.

El sodio –y debo advertir de que no estoy hablando de la sal común- contribuye al proceso digestivo manteniendo una presión osmótica adecuada, fomenta la producción del ácido clorhídrico y en colaboración con el potasio regula los líquidos de las células. Impide la salida excesiva de los líquidos corporales, manteniendo la excreción renal en unos niveles óptimos y con su presencia en el interior de la célula colabora en la transmisión del impulso nervioso, siendo esencial para el óptimo desempeño del cerebro. Igualmente se sabe que su ausencia genera debilidad, pérdida de peso y calambres musculares.

No menos importante es el uso de las especias culinarias en la alimentación, aunque a diferencia de la sal no cambian el sabor, sino que potencian las cualidades organolépticas de los alimentos (color, sabor y olor), contribuyendo de manera intensa y eficaz a que resulte más sabroso y digestivo. El valor de una especia, por tanto, no está en dar sabor y olor a algo que no lo tiene, sino en evitar que se pierda por el proceso de cocinado o manipulación. Con ellas, evitará tener que mezclar muchos alimentos para lograr una adecuada mezcla de color y sabor, consiguiendo una comida más saludable, pues la mayoría de las especias poseen importante efectos medicinales.

Diferentes tipos de sal

La sal marina, la obtenida por evaporación del agua del mar, es la más apreciada por su mejor sabor (menos amarga) y por ser más económica su extracción y trasporte. El 40% de la sal que se obtiene en España se exporta, principalmente a los países norteuropeos que la emplean en la salazón. Aquí también tiene mayor aceptación la sal marina ya que conserva mas esponjoso el bacalao, mientras que la sal gema lo apelmaza y le da un color amarillento.

Actualmente las mas importantes salinas por su producción son las de la costa de Levante entre

Alicante y San Pedro del Pinatar, principalmente las de Torrevieja de las que se extraen, aproximadamente, el 50% de la producción nacional.

Para su extracción, en las zonas llanas de la orilla se forman como mínimo tres cuencas, comunicadas por canales que pueden ser bloqueados. Se deja entrar el agua marina en la primera cuenca, formando una concentración muy alta de agua con sal provocada por una alta evaporación. La solución salina pasa a la segunda cuenca, más pequeña, y así sucesivamente hasta la última cuenca, donde finalmente cristaliza la sal y se amontona en grandes montañas artificiales de sal.

Sal purificada

La sal común de cocina es una sustancia obtenida a partir de la sal marina y que mediante un proceso de cristalización y secado se la separa del resto de los componentes. Este proceso, que antaño no se realizaba, pues la gente consumía sal sin refinar, fue elaborado por los comerciantes para evitar que la sal se apelmazara en los recipientes, ya que sus propiedades higroscópicas le conferían la propiedad de absorber y retener agua. La sal pura, por tanto, se reconoce porque se conservaba muy poco tiempo suelta, pero en el proceso de purificado se pierden elementos importantes.

La sal común de mesa contiene un 99,9% de cloruro sódico. El resto suele ser yoduro de potasio (en ocasiones), azúcar para estabilizar, y como antiaglomerante químico el silicato de aluminio e incluso prusiato de sosa y elementos blanqueantes.

Sal marina pura

La sal marina sin refinar posee diferentes composiciones dependiendo de la procedencia, aunque por regla general contiene un 86% de cloruro sódico, (NaCl) y otros oligoelementos, entre ellos:

Magnesio 0,5 mg/kg

Calcio 17,1 mg/kg

Potasio 0,3 mg/kg

Sodio 34-39 mg/kg

Yodo 1,5 mg/kg

Azufre 0,4 mg/kg

También: litio, flúor, aluminio, fósforo, sílice, oro, cromo, hierro, cobalto, níquel, zinc, germanio y selenio, hasta completar 94 elementos, los mismos que contiene el agua marina y que dieron origen a la vida en La Tierra. Esto la convierte en un alimento precioso y hasta cierto punto imprescindible para la alimentación humana, siempre y cuando la tomemos sin refinar, pura.

Se obtiene de forma natural por la evaporación provocada por el sol y el viento. A diferencia de la sal de roca, contiene solo un 34% de cloruro sódico y es más rica en oligoelementos.

La sal marina se comporta como un organismo vivo, similar a la arcilla, y es capaz de atraer sustancias cargadas de radiaciones negativas y eliminarlas a continuación por los canales normales. A una persona débil, enfermiza o con anorexia rebelde, se le debería administrar sal marina, antes de probar con otras soluciones químicas.

Sal fina: Es la más utilizada; si es marina se disuelve con rapidez, en cambio si es de roca sala más y su disolución no es tan fácil.

Sal gorda: Utilizada por los cocineros para cocciones a la sal y curados. Sus cristales son de tamaño más importante.

Otras sales:

Sal de roca o sal gema

Presente en la tierra en depósitos subterráneos en vetas impactadas, está compuesta de cloruro sódico y cristaliza en cubos regulares. Suele ser incolora cuando es pura, pero de variable coloración y translúcida cuando contiene substancias que la impurifican. Es de sabor intenso. Se utiliza para la fabricación de sosa, ácido clorhídrico, cloro, lejía y PVC, así como para evitar la congelación de las tuberías en invierno.

En España los yacimientos de sal gema más importantes son los de Cardona en Barcelona y los de Cabezón de la Sal en Santander. Al pie del castillo de Cardoner (Barcelona) existe una montaña de sal gema de 180 metros de altura y 4 km de circunferencia en la base.

Sal de Maldon:

Con un tamaño entre fina y gorda, se debe emplear poca cantidad por su intenso sabor, y verterla antes de servir. Procede del municipio de Maldon (Inglaterra), y su elaboración es artesanal y laboriosa, empleándose solamente en la alta cocina a causa de su alto precio.

Sal rosa del Himalaya:

Excavada a mano, es muy pura y se encuentra en las profundidades del Himalaya. Es una sal de roca de grano grueso y bastante dura, con un fino gusto salado, de tacto crujiente. Se trata de una sal que conserva su estructura primitiva natural al ser extraída de los yacimientos y que posee cualidades muy diferentes a la sal refinada. La formación orogénica del Himalaya se produjo bajo la mayor presión conocida sobre depósitos de sal, formándose yacimientos con una cantidad inusual de sal cristalizada y una estructura cristalina de color rojo anaranjado, siendo una de las sales más ricas y especiales en cuanto a energía se refiere que se conocen hasta el momento.

Sal de Guerande:

De color gris, se encuentra formando cristales medianos. Se trata de una sal muy rica en oligoelementos, sin aditivos, por lo que es muy apreciada como sal integral.

Flor de sal:

Igualmente muy apreciada por su sabor a violetas y el delicado olor a mar. Se la denomina como reina de la sal, siendo utilizada siempre cruda y puesta en el último momento de comer el plato.

Sal negra:

Procede de India, y se caracteriza por su sabor a azufre. De color gris rosado y de origen volcánico, contiene cloruro sódico, cloruro potásico y hierro. De sabor suave, es inodora y se vende poco refinada.

Sal ahumada:

Sal con fuerte sabor y olor a humo. Es ingrediente habitual en la cocina norteamericana para la fabricación casera de carnes, verduras, o pescados ahumados.

Gomasio:

Mezcla japonesa de sal y de semillas de sésamo tostado. Utilizada para aderezar ensaladas aportando así un sabor característico a la vez que contiene una gran cantidad de calcio. El Gomasio es una palabra japonesa que se compone de Goma (sésamo) y Sio (sal).

Sal de apio:

Mezcla de sal y de semillas de apio trituradas.

Sal nitrificante E250 (nitrito sódico):

No se encuentra en estado natural. Se deriva del nitrato sódico mediante acción química. Se utiliza en la industria a fin de mantener un color atractivo. También es un conservante y se encuentra en la mayor parte de los curados. Su mención es obligatoria.

Sal rosada de los Andes peruanos: procede de un antiguo océano subterráneo atrapado que alimenta un manantial a 10.000 pies de altura en las montañas de Maras, en los Andes Peruanos. Se emplea para las recetas con tomates maduros. También se la encuentra en las Montañas del Himalaya en Pakistán, como sal marina fósil que se formó hace aproximadamente 200 millones de años. Su color rosado se debe a su gran contenido de hierro y otros minerales como el Calcio, Magnesio, Potasio y Cobre.

Sal de Hawai Alaea Roja: se forma de sedimentos de arcilla volcánica de los pozos formados por los ríos de la isla de Hawai con el mar. Delicado color rosáceo y un delicioso sabor a nuez.

Aditivos con sal	
Nombre del aditivo	**Alimentos que pueden contenerlo**
Fosfato disódico	Cereales, quesos, mantequillados, bebidas embotelladas.

Glutamato Monosódico (GMS)	Incrementa el sabor: carnes, condimentos, pepinillos, sopas, dulces,
Alginato sódico	Mantequillados, batidos de chocolate.
Benzoato sódico	Zumos de frutas envasadas.
Hidróxido de sodio	Guisantes en lata.
Propionato de sodio	Panes.
Sulfito de sodio	Frutas secas, preparados de verdura para sopa.
Pectinato de	Jarabes y recubrimientos

sodio	para pasteles, sorbetes, aderezos para ensaladas, compotas y jaleas.
Caseinato de **sodio**	Mantequillados y otros productos congelados.
Bicarbonato de **sodio**	Levadura, sopa de tomate, harina, sorbetes, confituras.

Funciones de la sal

El científico francés Dr. Alexis Carrel mantuvo un corazón de pollo vivo durante más de 27 años en una solución de sal marina, un agua de mar isotónica. Su idea era demostrar la inmortalidad de las células. Así mismo, el Profesor Louis C. Kervran, candidato al premio Nobel, dijo que el secreto de la eterna juventud estaba en el agua de mar rica en sal. Otros investigadores recomiendan la vuelta a los procesos de salazón de los alimentos.

La sal marina natural (reconstituida del agua de mar) permite que los líquidos puedan circular libremente en las membranas celulares, en los glomérulos renales y las paredes de los vasos sanguíneos. Cuando la concentración de cloruro sódico en la sangre aumenta, el agua de los tejidos atrae el exceso, enriqueciendo el tejido que existe dentro de las células e hidratándolo. Si todo funciona adecuadamente, los riñones eliminan los fluidos salinos fácilmente. La sal refinada no permite este libre paso de líquidos y minerales, ocasionando que se acumulen y estanquen, produciendo edemas y problemas renales crónicos.

La sal es el único elemento necesario para la correcta distribución de los líquidos y el metabolismo de los hidratos de carbono, por encima de la insulina. Sólo cuando la sal se añade a los carbohidratos (cereales, patatas, hortalizas…), se produce saliva y las secreciones gástricas necesarias para romper la fibra que contienen.

Una vez que la sal es disuelta e ionizada, posee una clara reactividad, tiene plena capacidad electromagnética, y pasa fácilmente a través de todos los tejidos, ejerciendo un claro efecto desinfectante.

El cuerpo de una persona de 70 kilos contiene aproximadamente 45 litros de agua, 3 litros de plasma, 14 litros de líquido extracelular y 29 litros de líquido intracelular, donde alberga unos 300 gramos de sal. La mayor parte del sodio se encuentra fuera de la célula y en el plasma, mientras que el potasio está dentro.

Un 22 por ciento de la sal del cuerpo se encuentra en los huesos, por lo que es fácil deducir que una carencia de sal ocasionará osteoporosis. La osteoporosis se produce cuando el cuerpo necesita más sal y se lo lleva del cuerpo. ¿No es evidente lo que ocurre con los huesos cuando estamos deficientes en sal o agua, o ambos?

La parte del organismo más rica en sal es el líquido cefalorraquídeo contenido en la columna vertebral, seguido del plasma, la linfa, los riñones, el útero, los pulmones, el cerebro, el corazón y la piel. La sangre, a pesar de disponer solamente de un 3 por ciento de la cantidad total de sal, es la parte corporal más sensible a su carencia. Después vemos que se necesita sal para realizar las funciones digestivas, para la formación del jugo pancreático y la saliva, para el intercambio biológico de elementos a través de la mucosa intestinal. Cuando la dieta está carente de sal y contiene abundancia de potasio, se elimina una cantidad anormal de líquido intercelular, mientras que a la inversa hay una retención. Se calcula que se necesitan unos 7,5 gramos de sal, pero la dieta europea suele contener de media 15, lo que permite asegurarse la cantidad necesaria. En caso de sudoración excesiva, no bastaría con beber agua, ya que se necesita aumentar la cantidad de sal. El agua no hidrata si no contiene sal, algo a tener en cuenta si queremos beber agua embotellada baja en sal.

A aquí sus funciones más esenciales:

1. La sal contribuye a la estabilización de los latidos del corazón y, contrariamente a la idea errónea de que causa presión arterial alta, es realmente esencial para la regulación de la presión arterial en unión al agua. Sin su adecuada presencia, las cifras tensionales oscilan ocasionando una inestabilidad al flujo sanguíneo.

2. Naturalmente, las proporciones son críticas y el exceso, como cualquier otro, causará

daños, pero de menor importancia a los que ocasiona su carencia.

3. Es vital para la extracción del exceso de acidez de las células en el cuerpo, especialmente de las células cerebrales. Entre los daños del exceso de acidez están la osteoporosis y el cáncer.

4. Es necesaria para el equilibrio de los niveles de azúcar en la sangre, un elemento incluso imprescindible en los diabéticos.

5. Es vital para la generación de energía hidroeléctrica en las células corporales.

6. Vital para que las células nerviosas se comuniquen entre sí y procesen la información hacia el cerebro, desde el momento de la concepción hasta la muerte.

7. Necesaria para la absorción de las partículas de alimentos a través del tracto intestinal. La sal ocasiona la adecuada presión osmótica que permite la absorción de los alimentos y la hidratación de los mismos, así como la posterior evacuación.

8. La sal es vital para la eliminación de la mucosidad pulmonar, especialmente en el asma y la fibrosis quística. También mejora

los catarros y la congestión de los senos nasales.

9. Eficaz antihistamínico natural.

10. Previene los calambres musculares.

11. Evita el exceso de producción de saliva, hasta el punto que sale de la boca durante el sueño. La necesidad de limpiar el exceso de saliva indica escasez de sal.

12. La sal es absolutamente vital para la estructura de los huesos. La osteoporosis, ya lo hemos indicado, es el resultado de la escasez de agua y sal en el cuerpo.

13. La sal es vital para la regulación del sueño. Es un hipnótico natural.

14. La sal es un elemento vital necesario en el tratamiento de los diabéticos.

15. Una pizca de sal en la lengua detiene la tos seca persistente y los ataques epilépticos.

16. La sal es vital para la prevención de la gota y la artritis gotosa.

17. Vital para el mantenimiento de la sexualidad y la libido.

18. Necesaria en la prevención de várices y arañas vasculares en piernas y muslos.

Trastornos por exceso de sal

Lesiones renales (nefritis e insuficiencia)

Obesidad

Hipertensión arterial

Edemas

Afecciones cardiacas

Diabetes insípida

Hidropesía

Necesidad de sal aumentada

Transpiración abundante

Exceso de agua

Enfermedad de Cushing

Envenenamiento

Sal en los alimentos

Entre 4 a 10 g por kilo:

Anchoas, arenques, mantequilla, cubitos, conservas, sopas de sobre, pan, quesos, aperitivos.

Entre 1 a 1,5 por kilo:

Espinacas, apio, lentejas, pastas, huevos, leche, carne, pescados, requesón.

Menos de 1 g por kilo:

Verduras, frutas, azúcar, confituras, miel, arroz, patatas, cacao.

2.3. Suero Quinton

En las tradiciones hindúes, los escritos de los antiguos griegos y romanos, o los de los médicos del Renacimiento, siempre prestaron poder curativo del agua de mar fuera de lo común. A esta reflexión llegó un biólogo francés en 1897, René Quinton (1866-1925), cuando era presidente de la Academia de las Ciencias, en su laboratorio en el Colegio de Francia. Su teoría es que el líquido que baña nuestras células es idéntico al agua de mar.

En 1907, abrió su primera "clínica marina" en París y pronto, su tratamiento de plasma marino tuvo un impacto considerable, tanto en Francia como en el extranjero, hasta que la década de 1930, las compañías farmacéuticas empezaron a imponer sus medicamentos químicos y este método natural, como tantos otros, cayeron en una relativa oscuridad... hasta la década de 1990 que se revisó esta terapia.

En 2004, una importante conferencia sobre el plasma marino René Quinton se organizó en las instalaciones del Ministerio de Investigación de Francia. Los científicos actuales fueron unánimes: el trabajo del fisiólogo da resultados notables en la anemia, enfermedades de la piel, el sistema nervioso, embarazo difícil, problemas gastrointestinales...

Nuevos estudios ya han ayudado a ampliar la lista de enfermedades que se pueden tratar internamente con el plasma marino. ¿Por qué? Debido a que reequilibra y "armoniza" el terreno orgánico sin problemas. La idea es "combatir" la enfermedad y no atacar a cualquier microbio en particular, pero dando a las células la fuerza para luchar.

El plasma marino es un agua de mar recogida en profundidad, en un lugar protegido de la contaminación, procesada de acuerdo con un protocolo específico para filtrar y esterilizar sin alterar, el agua pura. Esto no es un medicamento, sino un suplemento nutricional, que ahora se distribuye por diferentes laboratorios con distintos nombres: "agua salada", "plasma marino", "suero de mar", "soluciones marinas"...

Se encuentra disponible en dos presentaciones: "Isotónico", no tiene contraindicaciones y puede ser tomado por todos.

Especialmente recomendado para las personas mayores, pues reequilibra el pH de la sangre y regenera el cuerpo. Se suele tomar una medida en la mañana en ayunas durante veinte días. La frase presentación "hipertónica" es casi cuatro veces más concentrada que la isotónica y debe tomarse con moderación.

También se puede probar el aerosol nasal, en el cual la concentración de cloruro de sodio es la misma que en los fluidos corporales, o incluso cremas de agua de mar preparadas de acuerdo con la receta original. Ecológica, mejora la cara, la circulación, la relajación o el tono muscular, así como la flexibilidad de las articulaciones, los hematomas, el sueño...

Recogida en el Océano Atlántico, a 30 metros de profundidad, su actividad biológica se conoce como Biocenosis –una compleja interacción entre todos los minerales y oligoelementos, con la materia orgánica del cuerpo. Se realiza un procesamiento mínimo, con esterilización en frío y envasado en vidrio de doble punta, con lo cual no se altera su vibración molecular.

René Quinton describió elocuentemente que nuestro interior es un acuario marino viviente e insistió en que todos nuestros fluidos corporales representan casi el 70% de nuestro peso corporal, por lo que deberíamos pensar antes en ellos que en el resto. Todos los procesos fisiológicos tienen lugar dentro de él y los estudios recientes en la ciencia, la medicina y la genética le atribuyen un mayor papel en la respuesta inmune y la replicación celular.

Claude Bernard tenía razón cuando propuso: "El terreno lo es todo", criticando a Pasteur que daba una importancia desmesurada a las bacterias.

En la Primera Guerra Mundial se empleó su suero como sustituto de la sangre total, hasta llegar al 100%, sin incompatibilidades en los sujetos. En los años siguientes, René Quinton demostró algo más aún: demostró que su Plasma Quinton, cuando se introduce correctamente en el cuerpo, es capaz de reponer la bioquímica del organismo, mejorar el terreno biológico humano y difundir un "plan maestro", que restablece la salud al equilibrar el líquido extracelular. El efecto de esto es un cambio hacia la homeostasis, tan importante que incluso las enfermedades más graves fueron controladas.

En 1908 Europa se enfrentó a algunas de las mayores epidemias de cólera, y ante la falta de antibióticos, que aún no habían sido descubiertos, aumentaron también la fiebre tifoidea, la tuberculosis, la sífilis y una miríada de enfermedades gastrointestinales y de la piel.

Empleando con éxito el plasma Quinton, la Academia de Medicina de París lo consideró como la mejor esperanza para las epidemias. Seis países europeos, así como Egipto y Argelia, establecieron 69 clínicas gratuitas para administrar el Plasma Quinton Marino a sus poblaciones enfermas. Estos Dispensarios, como se les llamaba, fueron un éxito ahorró medio millón de vidas, siendo aclamado René Quinton como uno de héroes de Francia.

Estudios clínicos

Las madres que tenían una larga historia de tener hijos con la enfermedad congénita y defectos de nacimiento graves a quienes se había administrado el Plasma Quinton durante el embarazo, su posterior descendencia fueron casi un 100% libres de cualquier adversidad fisiológica o mental. Se les denominó Babies Quinton.

2.4. Pescados y mariscos

El pescado y los mariscos son productos que se obtienen del mar y de ríos a través de la actividad de la pesca. En general los productos de la pesca, incluidos los mariscos, constituyen una excelente fuente de nutrientes: sus proteínas son de alto valor biológico como las de la carne y los huevos; su contenido en minerales (Ca, Mg, P), oligoelementos y vitaminas es variado y muy significativo y las grasas, aunque no muy abundantes, son especialmente interesantes al ser del tipo de las poliinsaturadas (especialmente Omega-3). En los pescados y mariscos predominan dos estos ácidos grasos, que provienen del fitoplancton y algas que ingieren los pescados y mariscos.

Para la conservación de estos alimentos se utilizan diversos métodos como: refrigeración, congelación, salazón, ahumado y escabeche.

MARISCOS

Podemos definir a los mariscos como cualquier animal marino comestible que no pertenece a la "clase" de los peces. En general, los mariscos son de bajo contenido en grasas con apenas 1,5% por cada 100 gramos del mismo. Entre los mariscos más consumidos tenemos a las almejas, mejillones, calamar, camarones y langostas.

PESCADOS

La carne de pescado se caracteriza por su poco contenido de grasas y sodio, así como un alto índice de vitaminas liposolubles: A, D, y E, y las B6 y B12. Los pescados de mar contienen por lo general hasta 0,4 mg más de yodo por cada 100g y proteínas en cantidades similares a las carnes rojas; especialmente los denominados pescados azules, más grasos y menos digeribles que los blancos.

Los pescados son vertebrados que viven en el agua tanto dulce como salada y respiran por agallas. Son ectotérmicos; o sea, animales de sangre fría. Un ectotermo es un animal que obtiene el calor de su cuerpo, principalmente, del ambiente.

Los pescados tienen la columna vertebral de cartílago o de hueso. La mayor parte de pescados o peces están adaptados para vivir en agua dulce o salada. La mayoría tiene aletas.

Casi todos los peces tienen escamas, que cubren y protegen el cuerpo.

No debe provenir de ambientes contaminados, colectados muertos, mutilados o con lesiones, no deben contener microorganismos patógenos.

Composición química

AGUA: Relación inversa a la cantidad de grasa:

Magros: 75-80%

Grasos: máximo 75

PROTEÍNAS: 18g/100g de alimento

Proteínas de alto valor biológico

Proporción menor de colágeno que en otras carnes

CARBOHIDRATOS: En la mayoría de las especies supera el 1%.

LÍPIDOS: El contenido de lípidos en grasa del pescado varía:

MINERALES: Destacan el fosforo, potasio, calcio, odio, magnesio, hierro yodo y cloro.

Kilocalorías por cada 100 g: pescados magros 70 a 80 kc, pescados grasos 120 a 200 kc

Pescado azul o blanco...

Los nombres de pescado blanco y pescado azul no reflejan exactamente el concepto que de ellos se tiene. Este concepto depende en esencia de lo digestible de su carne, y por consiguiente, de la distinta proporción de grasa en sus músculos.

Pescado azul

La mayoría de los pescados azules son ricos en ácidos grasos, proteínas y vitaminas A, B12 y D. Entre los aminoácidos que abundan en la proteína del pescado la lisina (muy necesaria para los niños en crecimiento) y el triptófano (imprescindible para la formación de la sangre).

Vitaminas:

Respecto al aporte de vitaminas, destacan las solubles en grasa (A y D), que se concentran lógicamente en las zonas más grasas (músculos, hígado y otras vísceras), sobre las solubles en agua, del complejo B y C, entre las que únicamente se aprecia un alto contenido de B12. También posee vitamina E (que ejerce un efecto protector antioxidante.

Ácidos grasos

Aporta ácidos grasos como el oleico, el linoleico y el omega-3. La proporción de ácidos grasos omega-3 depende intrínsecamente de diversos factores que afectan al pescado: La edad y el tamaño, la época del año de pesca, el medio en el que viven, la temperatura del agua, la alimentación del pez, el estado de desove, la distancia recorrida antes del desove.

Proteínas

El pescado azul contiene proteínas en cantidad y calidad similares al huevo y la carne, y minerales como el yodo, magnesio, fósforo, hierro (menos que la carne) y calcio (en las especies que se comen con espina).

Mientras los marinos contienen algo más de sodio que los de agua dulce, los de conserva, ahumados y salazones presentan una cantidad muy elevada de este mineral.

Minerales

Es muy rico en sodio y en potasio y algo menos en calcio. El pescado frito es una buena fuente de calcio y fósforo; lo mismo sucede con las sardinas enlatadas.

Grasa:
Este tipo de pescado hace grandes viajes, por lo que necesita acumular grasa en sus músculos. Poseen entre un 5 y un 10% de grasa en el cuerpo. La mayor parte de la grasa está en los tejidos del cuerpo.

Propiedades:
El consumo habitual del pescado azul se recomienda por sus propiedades nutritivas y, especialmente, en las personas con riesgo de sufrir enfermedades cardiovasculares, trombosis y

ayuda a reducir el riesgo de cáncer de riñón en mujeres.

Los ácidos poli insaturados del pescado, sobre todo el omega 3, son muy beneficiosos para el sistema cardiovascular. Limpian las arterias y hacen descender la presión sobre ellas, reducen la tasa de colesterol, recortan los niveles de triglicéridos y la coagulabilidad de la sangre, y por tanto, el riesgo de taponamiento arterial.

Omega 3

Los pescados que aportan más cantidad de omega-3 son:

Sardinas en aceite

Salmón

Atún

Trucha

Calamar

Pescado blanco

Los pescados blancos contienen menos del 2% de grasa por lo que su contenido en calorías es también inferior que en el pescado azul. Son buena fuente de vitaminas hidrosolubles (principalmente del grupo B), sales minerales (fósforo, potasio, magnesio, yodo, hierro) y gran contenido en gelatinas. Por otro lado tienen pocas calorías.

Todos contienen un valor nutritivo similar, aunque los procedentes de las aguas marinas poseen un alto contenido en yodo.

Ambos pescados

Factores que influyen en el deterioro del pescado:

1. Tipo de pescado: los pescados planos se alteran con más facilidad que los redondos, ya que sufren con más rapidez el proceso de rigor mortis, igual que los peces que son grasosos se echarán a perder debido a la rancidez oxidativa.

2. Condiciones del pescado al capturado: los pescados agotados, consecuencia de sacudidas, falta oxígeno y manipulación excesiva, se conservan peor que los capturados en mejores condiciones.

Harina de pescado:

La harina de pescado es fuente de proteínas de alta calidad, alto contenido energético y rica en minerales, vitaminas y aminoácidos, empleada en alimentos para animales con la finalidad de incrementar el valor nutritivo.

MARISCOS

Los mariscos son animales invertebrados que habitan y se desarrollan en aguas marinas y sus entornos, pueden tener concha dura y externa o simplemente estar cubiertos por una concha transparente calcárea blanda y quebradiza, cubriendo el cuerpo blando y gelatinoso.

Se clasifican en dos grandes grupos: crustáceos y moluscos.

CRUSTÁCEOS

Las especies de crustáceos tienen en común que su cuerpo está recubierto por un caparazón que lo protege y que se modifica a medida que el animal crece y se desarrolla.

Clasificación

- Crustáceos de cuerpo alargado. Bogavante, cigalas, gambas, langosta y langostino.

- Crustáceos de cuerpo corto: Cangrejo de mar, buey de mar, centollo, nécora y percebe.

MOLUSCOS

Los moluscos son animales invertebrados marinos que se clasifican en función de sus características morfológicas. Todos ellos tienen en común un cuerpo blando que puede estar cubierto (con una o dos conchas) o pueden no estarlo.

Clasificación

Se clasifican en tres grandes grupos:

- Moluscos bivalvos: Almeja fina y chirla, berberecho, coquina, mejillón, navaja, ostra y vieira.

- Moluscos univalvos o gasterópodos: Lapa, bígaro, cañadilla y busano.

- Moluscos cefalópodos: Calamar, pota, pulpo y sepia.

Composición global de los mariscos

*AGUA: contiene de un 75-80%

*PROTEÍNAS: De 15 a 20

*MINERALES: Ca, P, y en los moluscos hierro, Na, Cu, Co, I, Mg.

VITAMINAS: hidrosolubles del grupo B (B1, B2, B3 y B12) y en menor cantidad las liposolubles A y D

*GRASAS: De 1-25%

El agua es el elemento más abundante en el marisco y supone de un 75 a un 80 por ciento de su composición. El contenido medio de proteínas es de 18 gramos por cada 100 gramos de alimento comestible, si bien los crustáceos (langostinos, langosta, gambas...) pueden superar los 20 gramos. Dichos nutrientes son de elevado valor biológico y, a diferencia del pescado, en el marisco las proteínas son más fibrosas, tienen más colágeno, motivo por el que son más difíciles de digerir. Además, aportan purinas, sustancias que proceden de la degradación de proteínas del marisco, que cuando nuestro organismo las metaboliza se transforman en ácido úrico. El contenido medio de purinas de algunos mariscos llega, por poner un ejemplo, a 114 miligramos por cada cien gramos en los cangrejos y a 87 en las ostras.

Su valor energético es más bien bajo, dado que contienen poca cantidad de grasa: de 0,5 al 2% en los moluscos y de 2 al 5% en los crustáceos. En concreto, aportan en torno a 80 calorías por cada 100 gramos. No obstante, cuando se habla del valor energético de un alimento hay que tener en cuenta, entre otros aspectos, su forma de elaboración. Unos mejillones al vapor nada tienen que ver con los fritos de mejillón o tigres o los mejillones en salsa verde untada con pan.

Los moluscos de concha concentran una cantidad similar de colesterol que los pescados, mientras que los crustáceos, incluidos los calamares y similares, muestran un contenido nada despreciable de esta sustancia; 100-200 miligramos por 100 gramos de alimento. Sin embargo, la capacidad de los mariscos de aumentar el nivel del colesterol sanguíneo es muy inferior a la de otros alimentos, dada su mayor concentración de ácidos grasos insaturados (ejercen un efecto reductor del colesterol) y su escaso contenido en ácidos grasos saturados (cuyo exceso está relacionado de forma directa con el aumento del colesterol plasmático).

Su contenido de hidratos de carbono no es relevante. En la mayoría de especies no supera el 1% y sólo se encuentra en cantidades superiores en moluscos de concha como ostras y mejillones, que contienen 4,7 y 1,9 gramos por 100 gramos de alimento.

Los minerales más destacables son el fósforo, potasio, calcio, sodio, magnesio, hierro, yodo y cloro. Algunos mariscos aportan una cantidad de calcio significativa: 128 miligramos por 100 gramos de almejas, berberechos y conservas similares. En cuanto al hierro, el contenido medio por 100 gramos de los mariscos es inferior al de la carne, excepto en almejas, chirlas y berberechos (24 miligramos), ostras (6,5 miligramos) y mejillones (4,5 miligramos). No obstante, la ración habitual de consumo de estos alimentos suele ser pequeña. Por lo general, se toman como aperitivo o como ingrediente de otros platos y su consumo es esporádico. Relativo a las vitaminas, sobresalen las hidrosolubles del grupo B (B1, B2, B3 y B12) y, en menor proporción, las liposolubles A y D.

CONCLUSIONES

El factor primordial que se debe cuidar para evitar la descomposición de los pescados y mariscos es la temperatura, por lo cual se debe mantener una cadena de frío adecuada desde su captura hasta su consumo.

Existen distintos métodos para la conservación de los pescados y mariscos los cuales permiten mantener sus propiedades nutricionales.

Los pescados y mariscos constituyen una excelente fuente de nutrientes, ya que suministran entre otras cosas los aminoácidos esenciales.

Estudios científicos han demostrado que los pescados tienen ácidos grasos poliinsaturados, altamente beneficiosos para la prevención de las enfermedades cardiovasculares. El pescado es un alimento fácilmente digerible, con un contenido relativamente bajo en calorías

El pescado frito y las sardinas enlatadas son una buena fuente de calcio y de fósforo. Los mariscos son bajos en calorías y ricos en proteínas y minerales (calcio, yodo, hierro, potasio).

OTROS LIBROS DE SU INTERÉS

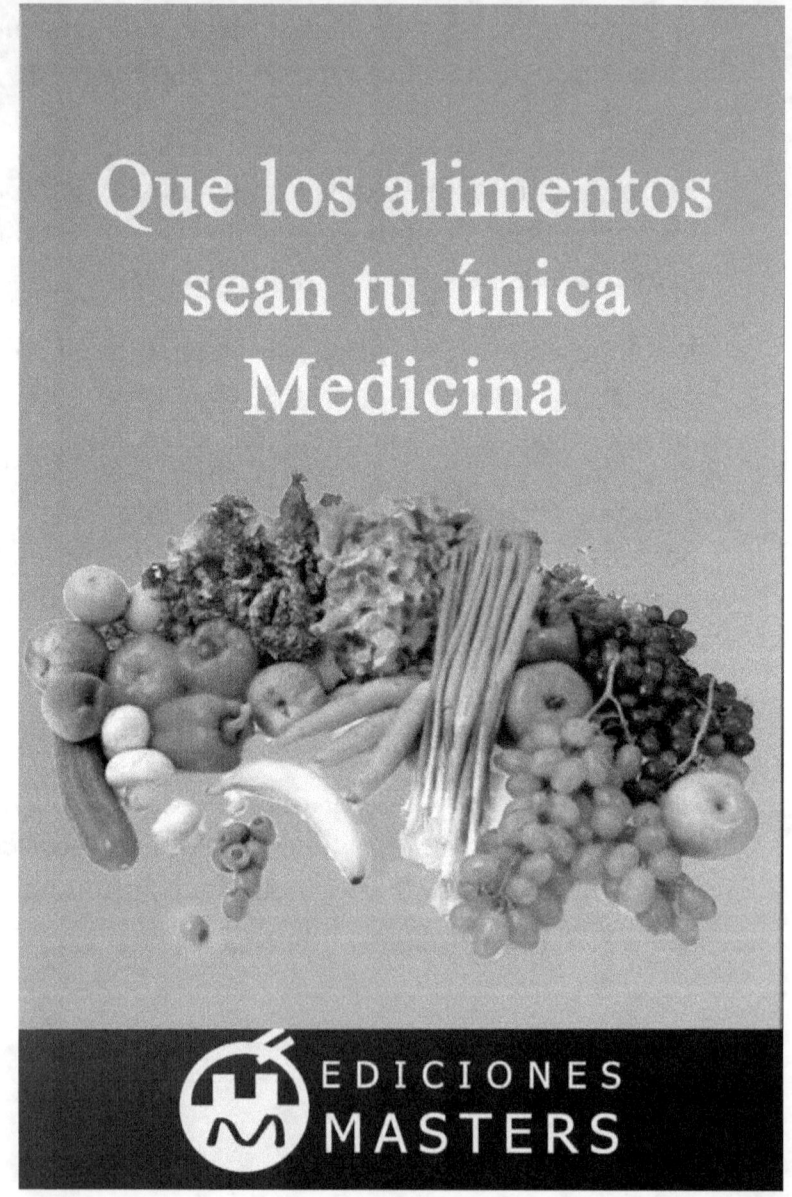

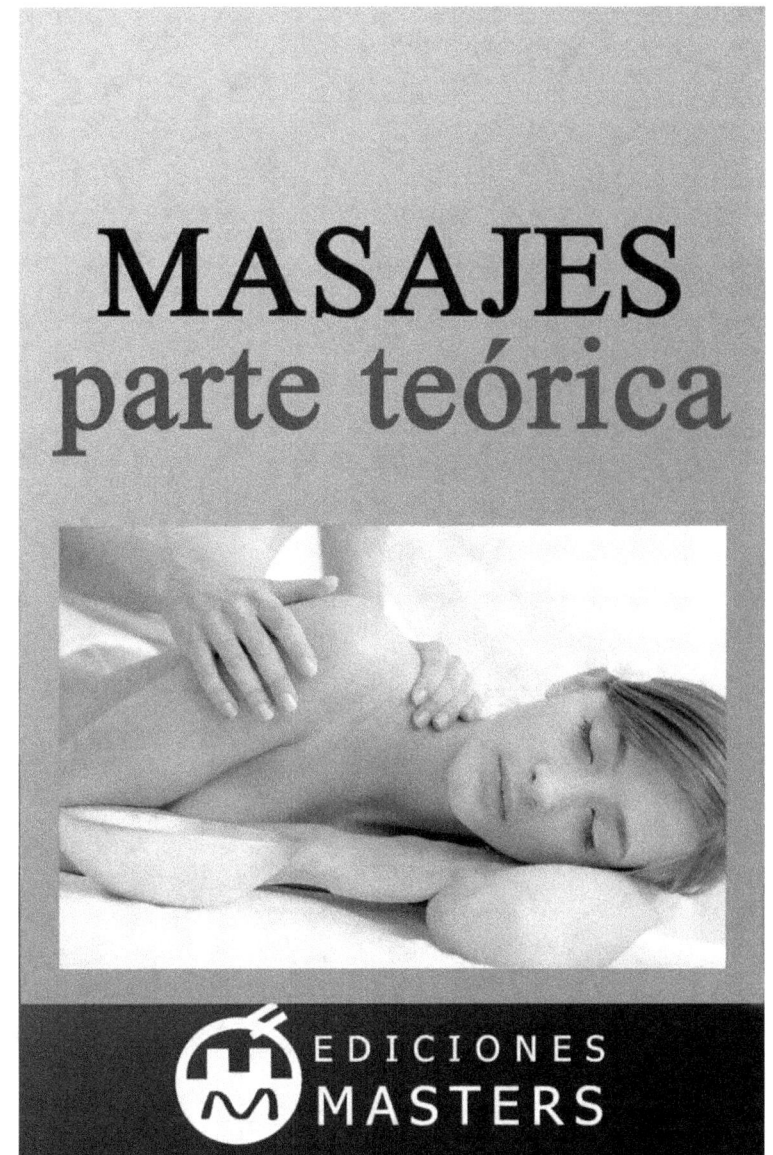

MASAJES
parte teórica

EDICIONES
MASTERS

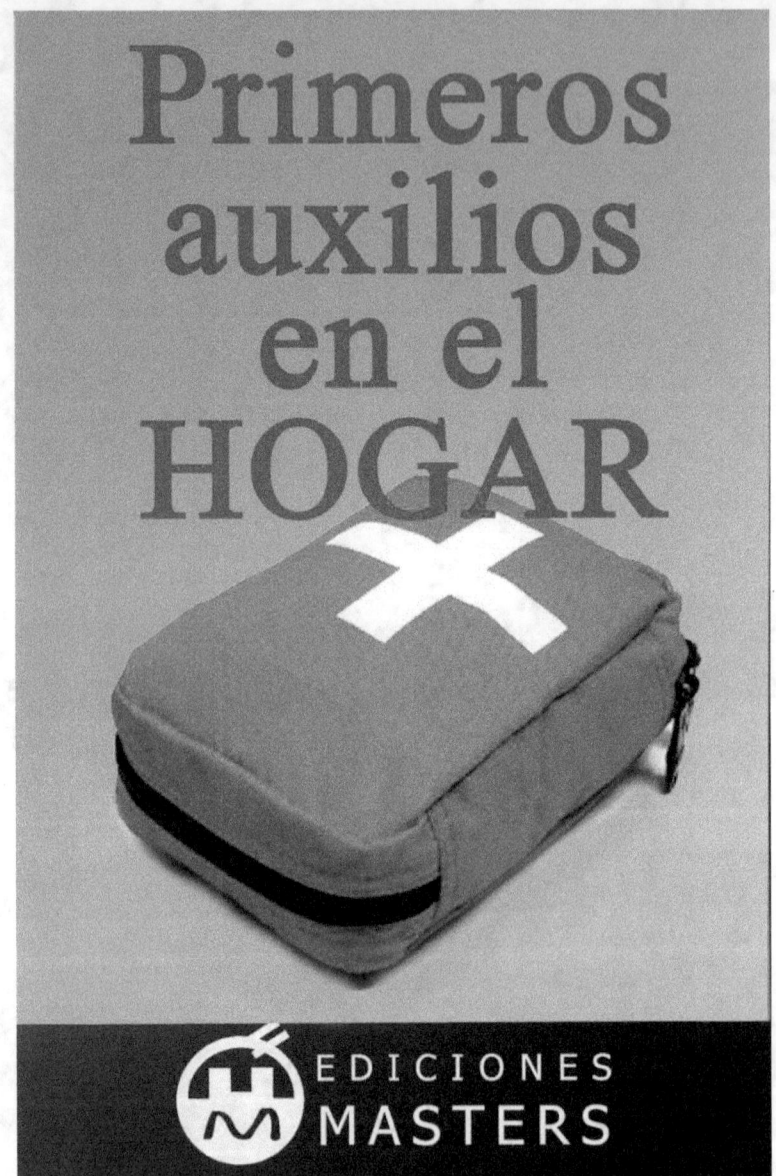

Primeros auxilios en el HOGAR

EDICIONES MASTERS

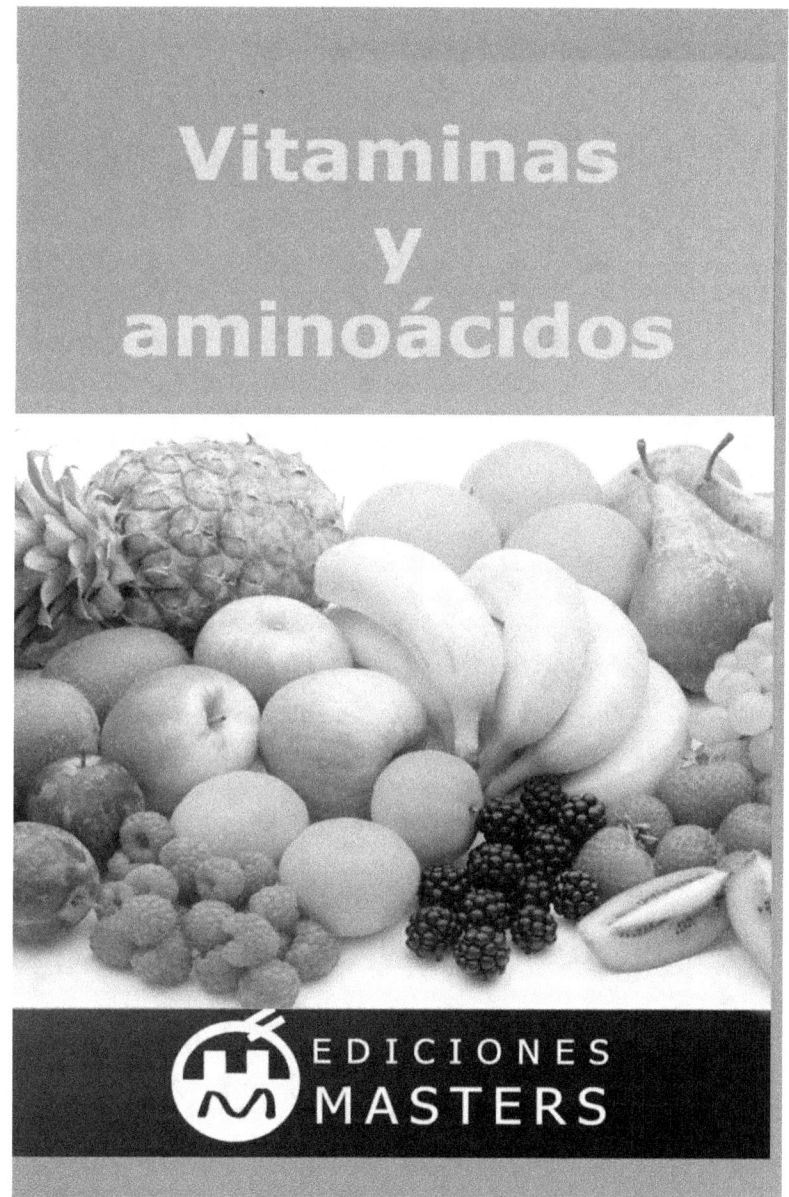

Vitaminas
y
aminoácidos

EDICIONES
MASTERS

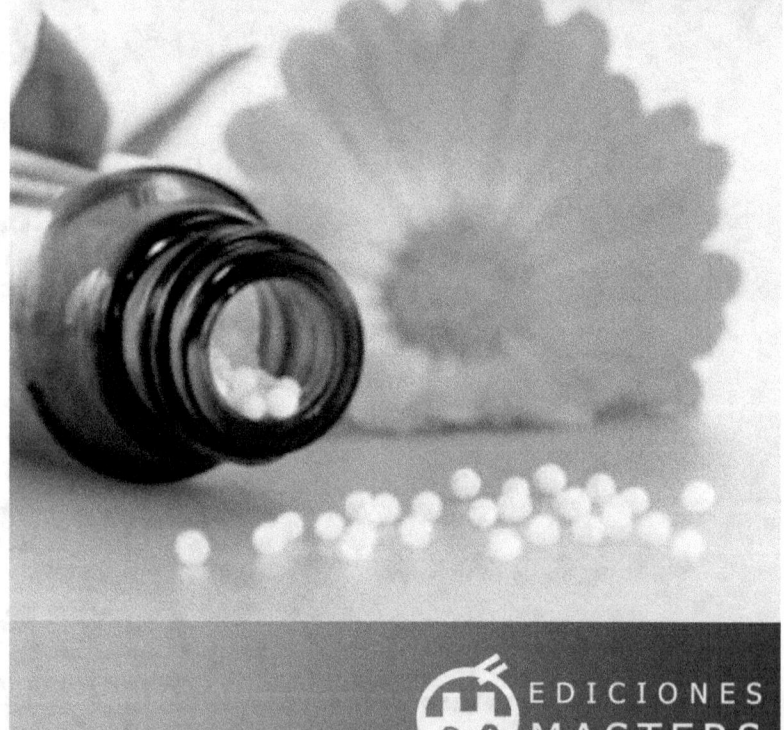

Homeopatía
sencilla

EDICIONES
MASTERS

Iridiología científica

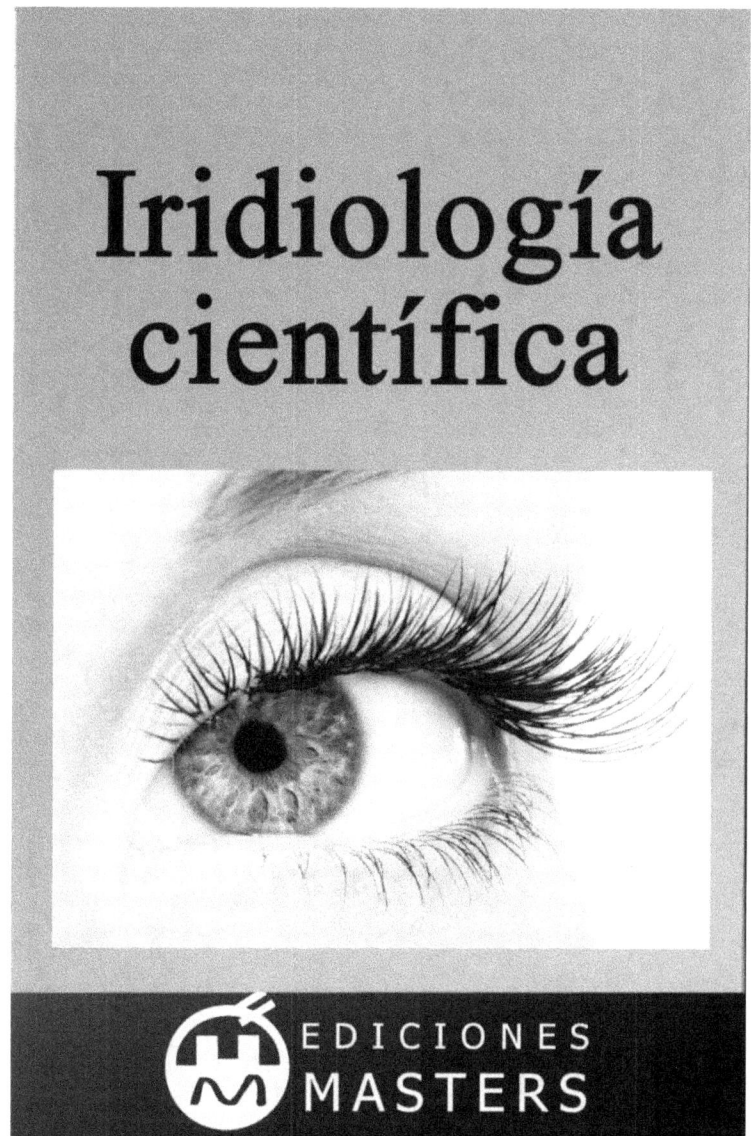

EDICIONES
MASTERS